The Goal Warrior

Weight Loss Journal

Dianna Dann

Wayward Cat Publishing

ISBN: 978-1-938999-47-5

Wayward Cat Publishing
Palm Bay, Florida
www.waywardcatpublishing.com

Scale picture by Sezeryadigar via istock photo

Lion king by MaksTRV via istock photo
Cat knight with banner by YMFargon via istock photo
Icons by fonikum via istock photo

This Journal Belongs to:

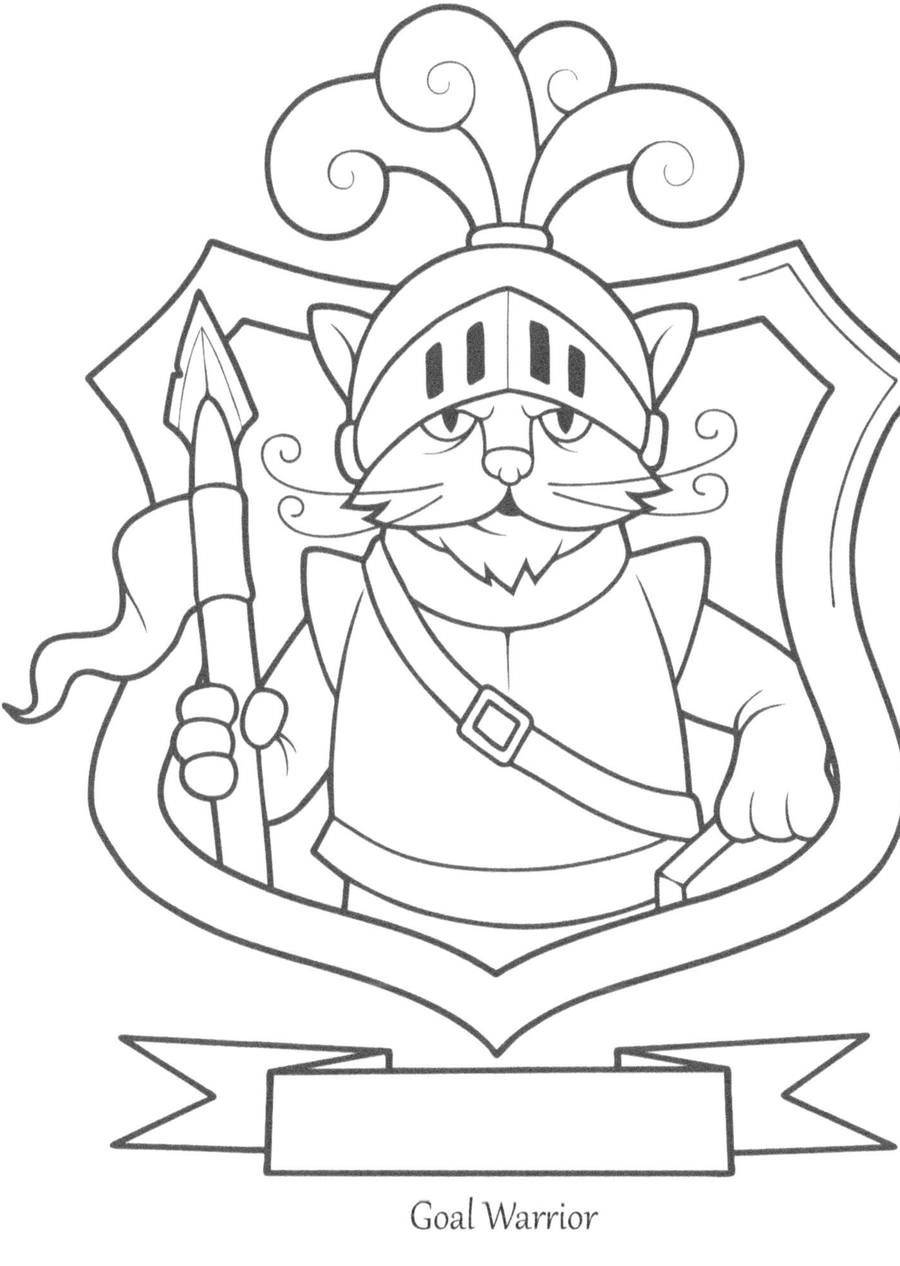

Goal Warrior

BATTLE STRATEGY GUIDE

This journal contains six months of daily pages.

Start your journey with the measurement page. There are two more measurement opportunities: at the mid-point and at the end of your campaign.

Enter your starting weight and goal weight on the scales.
A daily weight tracker and a weight loss graph are included in the initial pages.
Each day, enter your weight or do so on the day you've decided to weigh.

Track your food intake.
Studies have shown that people who keep a food log lose more weight than those who don't.

Make sure you're getting enough water by checking off the bottles next to the Water Intake reminder.

Aerobic exercise is important for a healthy heart. It also improves your metabolism, your mood, and quality of sleep.
Keep track of your aerobic exercise under the Heart Health icon.

Muscle burns fat! It's recommended that beginners work with weights on specific muscle groups every other day, or three days a week.
Make note of the amount of weight you're working with and how many reps of each exercise you're doing on your weight-lifting days next to the Strength icon and watch your progress.

Sleep deprivation can affect your eating habits. Exercise will help.
Keep track of your sleep each day next to the Sleep icon.

Not only can your mood affect your eating habits, your eating habits affect your mood! Keep track of your mood each day, as well as any other symptoms that might be affecting your battle plan, such as headaches or fatigue. This info can help you in planning the days ahead.

At the end of each day, if you are so inclined, reflect on your progress.
Rememeber!
It can take many tries to establish a good habit. Every time we skirmish and fall back, we learn something new about the battle.

Never, ever give up on your goals, so long as they are worthy.

And YOU are worth the effort!

STARTING MEASUREMENTS

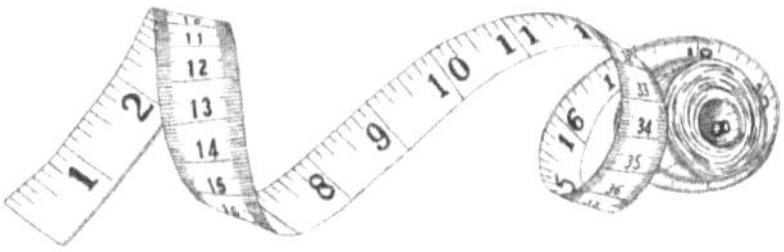

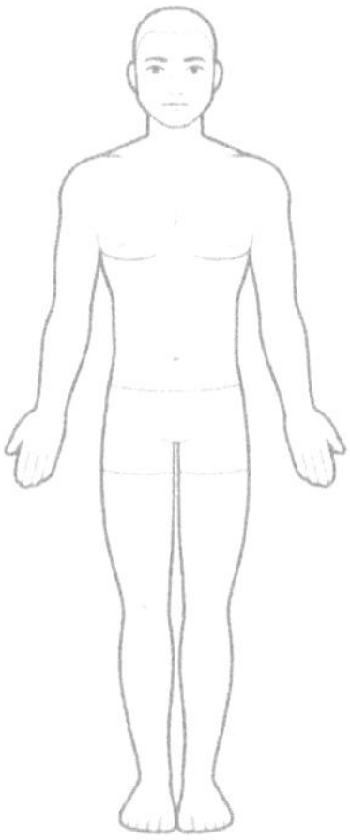

______ CHEST ______

______ WAIST ______

______ HIPS ______

______ THIGHS ______

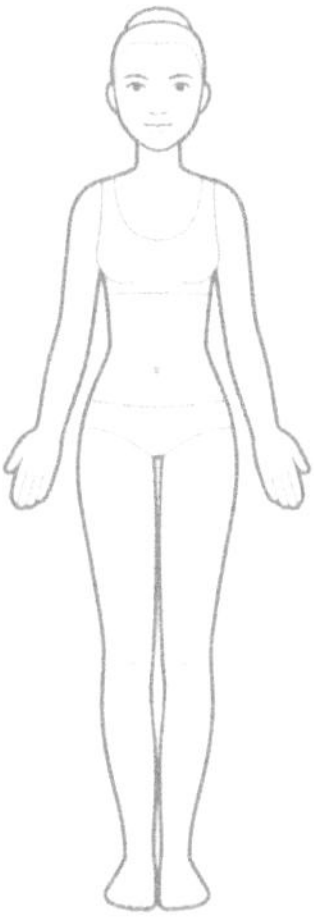

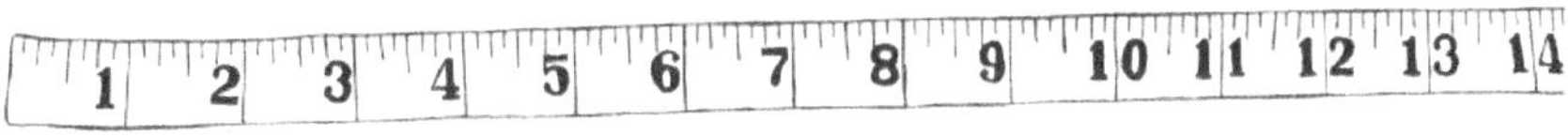

STARTING WEIGHT

GOAL WEIGHT

ARE YOU READY?

PREPARE FOR BATTLE!

WEIGHT TRACKER

WEEK	SUNDAY	MONDAY	TUESDAY	WEDNESDAY	THURSDAY	FRIDAY	SATURDAY

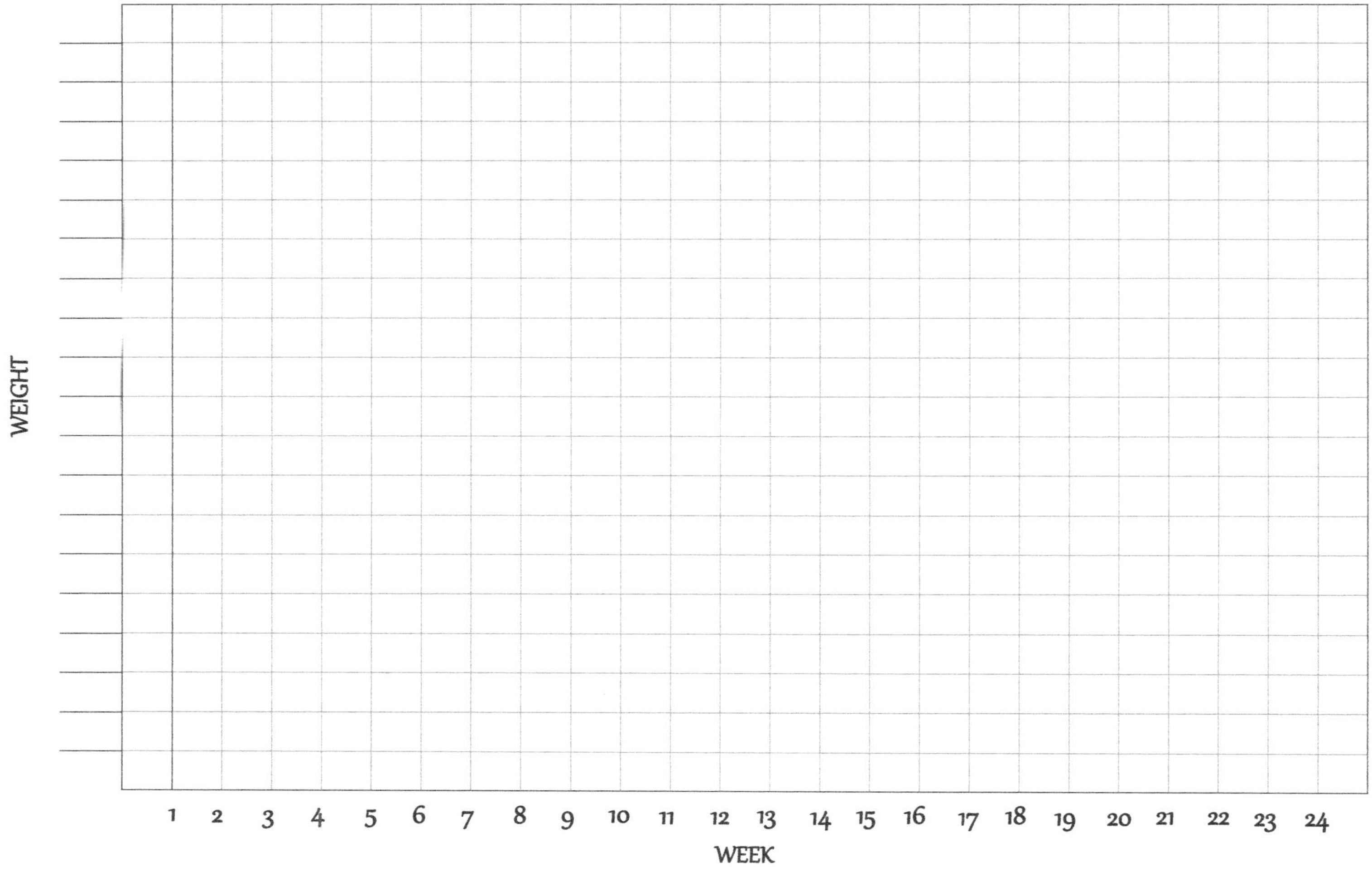
WEIGHT
1 2 3 4 5 6 7 8 9 10 11 12 13 14 15 16 17 18 19 20 21 22 23 24
WEEK

DAY: ____________ DATE: ____________ WEIGHT: ____________

GOOD EATS

BREAKFAST

____
____
____
____
____

LUNCH

____
____
____
____
____

DINNER

____
____
____
____
____

SNACKS

____
____
____

WATER INTAKE

POWER MOVES

HEART HEALTH:

EXERCISE: ____________ TIME/DISTANCE: ____________

STRENGTH: WEIGHT: ____________ REPS: ____________

HOURS: ____________ QUALITY: ☺ ☹ 😐

MOOD: ☺ ☹ 😐

Other issues: ______________________________

____
____

Reflections on the day's skirmish:

____
____
____

DAY: ____________ DATE: ____________ WEIGHT: ____________

GOOD EATS

BREAKFAST

LUNCH

DINNER

SNACKS

WATER INTAKE

POWER MOVES

HEART HEALTH:

EXERCISE: ____________ TIME/DISTANCE: ____________

STRENGTH: WEIGHT: ____________ REPS: ____________

HOURS: ____________ QUALITY:

MOOD:

Other issues: ____________

Reflections on the day's skirmish:

DAY: ____________ DATE: ____________ WEIGHT: ____________

GOOD EATS

BREAKFAST

____

____

____

____

____

LUNCH

____

____

____

____

____

DINNER

____

____

____

____

____

SNACKS

____

____

____

WATER INTAKE

POWER MOVES

HEART HEALTH:

EXERCISE: ____________ TIME/DISTANCE: ____________

STRENGTH: WEIGHT: ____________ REPS: ____________

HOURS: ____________ QUALITY:

MOOD:

Other issues: ______________________________

____

____

Reflections on the day's skirmish:

____

____

____

DAY: ____________ DATE: ____________ WEIGHT: ____________

GOOD EATS

BREAKFAST

LUNCH

DINNER

SNACKS

WATER INTAKE

POWER MOVES

HEART HEALTH:

EXERCISE: ____________ TIME/DISTANCE: ____________

STRENGTH: WEIGHT: ____________ REPS: ____________

HOURS: ____________ QUALITY:

MOOD:

Other issues:

Reflections on the day's skirmish:

DAY: ______________ DATE: ______________ WEIGHT: ______________

GOOD EATS

BREAKFAST

____
____
____
____
____

LUNCH

____
____
____
____
____

DINNER

____
____
____
____
____

SNACKS

____
____
____

WATER INTAKE

POWER MOVES

HEART HEALTH:

EXERCISE: ______________ TIME/DISTANCE: ______________

STRENGTH: WEIGHT: ______________ REPS: ______________

HOURS: ______________ QUALITY:

MOOD:

Other issues: ______________________________

____

____

Reflections on the day's skirmish:

____

____

____

DAY: ____________ DATE: ____________ WEIGHT: ____________

GOOD EATS

BREAKFAST

LUNCH

DINNER

SNACKS

WATER INTAKE

POWER MOVES

HEART HEALTH:

EXERCISE: ____________ TIME/DISTANCE: ____________

STRENGTH: WEIGHT: ____________ REPS: ____________

HOURS: ____________ QUALITY:

MOOD:

Other issues: ____________

Reflections on the day's skirmish:

DAY: ____________ DATE: ____________ WEIGHT: ____________

GOOD EATS

BREAKFAST

LUNCH

DINNER

SNACKS

WATER INTAKE

POWER MOVES

HEART HEALTH:

EXERCISE: ____________ TIME/DISTANCE: ____________

STRENGTH: WEIGHT: ____________ REPS: ____________

HOURS: ____________ QUALITY:

MOOD:

Other issues: ____________

Reflections on the day's skirmish:

DAY: ____________ DATE: ____________ WEIGHT: ____________

GOOD EATS

BREAKFAST

____
____
____
____
____

LUNCH

____
____
____
____
____

DINNER

____
____
____
____
____

SNACKS

____
____
____

WATER INTAKE

POWER MOVES

HEART HEALTH:

EXERCISE: ____________ TIME/DISTANCE: ____________

STRENGTH: WEIGHT: ____________ REPS: ____________

HOURS: ____________ QUALITY:

MOOD:

Other issues: ____________________
____
____

Reflections on the day's skirmish:

____
____
____

DAY: ____________ DATE: ____________ WEIGHT: ____________

GOOD EATS

BREAKFAST

LUNCH

DINNER

SNACKS

WATER INTAKE

POWER MOVES

HEART HEALTH:

EXERCISE: ____________ TIME/DISTANCE: ____________

STRENGTH: WEIGHT: ____________ REPS: ____________

HOURS: ____________ QUALITY:

MOOD:

Other issues:

Reflections on the day's skirmish:

DAY: ____________ DATE: ____________ WEIGHT: ____________

GOOD EATS

BREAKFAST

LUNCH

DINNER

SNACKS

WATER INTAKE

POWER MOVES

HEART HEALTH:

EXERCISE: ____________ TIME/DISTANCE: ____________

STRENGTH: WEIGHT: ____________ REPS: ____________

HOURS: ____________ QUALITY:

MOOD:

Other issues: ____________

Reflections on the day's skirmish:

DAY: ____________ DATE: ____________ WEIGHT: ____________

GOOD EATS

BREAKFAST

LUNCH

DINNER

SNACKS

WATER INTAKE

POWER MOVES

HEART HEALTH:

EXERCISE: ____________ TIME/DISTANCE: ____________

STRENGTH: WEIGHT: ____________ REPS: ____________

HOURS: ____________ QUALITY: ☺ ☹ 😐

MOOD: ☺ ☹ 😐

Other issues: ____________

Reflections on the day's skirmish:

DAY: ____________ DATE: ____________ WEIGHT: ____________

GOOD EATS

BREAKFAST

LUNCH

DINNER

SNACKS

WATER INTAKE

POWER MOVES

HEART HEALTH:

EXERCISE: ____________ TIME/DISTANCE: ____________

STRENGTH: WEIGHT: ____________ REPS: ____________

HOURS: ____________ QUALITY:

MOOD:

Other issues: ____________

Reflections on the day's skirmish:

DAY: ______________ DATE: ______________ WEIGHT: ______________

GOOD EATS

BREAKFAST

____
____
____
____
____

LUNCH

____
____
____
____
____

DINNER

____
____
____
____
____

SNACKS

____
____
____

WATER INTAKE

POWER MOVES

HEART HEALTH:

EXERCISE: ______________ TIME/DISTANCE: ______________

STRENGTH: WEIGHT: ______________ REPS: ______________

HOURS: ______________ QUALITY:

MOOD:

Other issues: ______________________________
____
____

Reflections on the day's skirmish:

____
____
____

DAY: ____________ DATE: ____________ WEIGHT: ____________

GOOD EATS

BREAKFAST

____

____

____

____

____

LUNCH

____

____

____

____

____

DINNER

____

____

____

____

____

SNACKS

____

____

____

WATER INTAKE

POWER MOVES

HEART HEALTH:

EXERCISE: ____________ TIME/DISTANCE: ____________

STRENGTH: WEIGHT: ____________ REPS: ____________

HOURS: ____________ QUALITY:

MOOD:

Other issues: ______________________

____

____

Reflections on the day's skirmish:

____

____

____

DAY: ____________ DATE: ____________ WEIGHT: ____________

GOOD EATS

BREAKFAST

____
____
____
____
____

LUNCH

____
____
____
____
____

DINNER

____
____
____
____
____

SNACKS

____
____
____

WATER INTAKE

POWER MOVES

HEART HEALTH:

EXERCISE: ____________ TIME/DISTANCE: ____________

STRENGTH: WEIGHT: ____________ REPS: ____________

HOURS: ____________ QUALITY:

MOOD:

Other issues: ____________________
____
____

Reflections on the day's skirmish:

____
____
____

DAY: ____________ DATE: ____________ WEIGHT: ____________

GOOD EATS

BREAKFAST

LUNCH

DINNER

SNACKS

WATER INTAKE

POWER MOVES

HEART HEALTH:

EXERCISE: ____________ TIME/DISTANCE: ____________

STRENGTH: WEIGHT: ____________ REPS: ____________

HOURS: ____________ QUALITY:

MOOD:

Other issues: ____________

Reflections on the day's skirmish:

DAY: ____________ DATE: ____________ WEIGHT: ____________

GOOD EATS

BREAKFAST

____

____

____

____

____

LUNCH

____

____

____

____

____

DINNER

____

____

____

____

____

SNACKS

____

____

____

WATER INTAKE

POWER MOVES

HEART HEALTH:

EXERCISE: ____________ TIME/DISTANCE: ____________

STRENGTH: WEIGHT: ____________ REPS: ____________

HOURS: ____________ QUALITY:

MOOD:

Other issues: ______________________

____

____

Reflections on the day's skirmish:

____

____

____

DAY: ____________ DATE: ____________ WEIGHT: ____________

GOOD EATS

BREAKFAST

____

____

____

____

____

LUNCH

____

____

____

____

____

DINNER

____

____

____

____

____

SNACKS

____

____

____

WATER INTAKE

POWER MOVES

HEART HEALTH:

EXERCISE: ____________ TIME/DISTANCE: ____________

STRENGTH: WEIGHT: ____________ REPS: ____________

HOURS: ____________ QUALITY:

MOOD:

Other issues: ______________________

____

____

Reflections on the day's skirmish:

____

____

____

DAY: ____________ DATE: ____________ WEIGHT: ____________

GOOD EATS

BREAKFAST

____
____
____
____
____

LUNCH

____
____
____
____
____

DINNER

____
____
____
____
____

SNACKS

____
____
____

WATER INTAKE

POWER MOVES

HEART HEALTH:

EXERCISE: ____________ TIME/DISTANCE: ____________

STRENGTH: WEIGHT: ____________ REPS: ____________

HOURS: ____________ QUALITY: ☺ ☹ 😐

MOOD: ☺ ☹ 😐

Other issues: ______________________________
____
____

Reflections on the day's skirmish:

____
____
____

DAY: ____________ DATE: ____________ WEIGHT: ____________

GOOD EATS

BREAKFAST

____
____
____
____
____

LUNCH

____
____
____
____
____

DINNER

____
____
____
____
____

SNACKS

____
____
____

WATER INTAKE

POWER MOVES

HEART HEALTH:

EXERCISE: ____________ TIME/DISTANCE: ____________

STRENGTH: WEIGHT: ____________ REPS: ____________

HOURS: ____________ QUALITY:

MOOD:

Other issues: ______________________
____
____

Reflections on the day's skirmish:

____
____
____

DAY: ________ DATE: ________ WEIGHT: ________

GOOD EATS

BREAKFAST

LUNCH

DINNER

SNACKS

WATER INTAKE

POWER MOVES

HEART HEALTH:

EXERCISE: ________ TIME/DISTANCE: ________

STRENGTH: WEIGHT: ________ REPS: ________

HOURS: ________ QUALITY:

MOOD:

Other issues: ________

Reflections on the day's skirmish:

DAY: ____________ DATE: ____________ WEIGHT: ____________

GOOD EATS

BREAKFAST

____

____

____

____

____

LUNCH

____

____

____

____

____

DINNER

____

____

____

____

____

SNACKS

____

____

____

WATER INTAKE

POWER MOVES

HEART HEALTH:

EXERCISE: ____________ TIME/DISTANCE: ____________

STRENGTH: WEIGHT: ____________ REPS: ____________

HOURS: ____________ QUALITY:

MOOD:

Other issues: ______________________________

____

____

Reflections on the day's skirmish:

____

____

____

DAY: ____________ DATE: ____________ WEIGHT: ____________

GOOD EATS

BREAKFAST

LUNCH

DINNER

SNACKS

WATER INTAKE

POWER MOVES

HEART HEALTH:

EXERCISE: ____________ TIME/DISTANCE: ____________

STRENGTH: WEIGHT: ____________ REPS: ____________

HOURS: ____________ QUALITY:

MOOD:

Other issues:

Reflections on the day's skirmish:

DAY: ________ DATE: ________ WEIGHT: ________

GOOD EATS

BREAKFAST

LUNCH

DINNER

SNACKS

WATER INTAKE

POWER MOVES

HEART HEALTH:

EXERCISE: ________ TIME/DISTANCE: ________

STRENGTH: WEIGHT: ________ REPS: ________

HOURS: ________ QUALITY:

MOOD:

Other issues: ________

Reflections on the day's skirmish:

DAY: ____________ DATE: ____________ WEIGHT: ____________

GOOD EATS

BREAKFAST

LUNCH

DINNER

SNACKS

WATER INTAKE

POWER MOVES

HEART HEALTH:

EXERCISE: ____________ TIME/DISTANCE: ____________

STRENGTH: WEIGHT: ____________ REPS: ____________

HOURS: ____________ QUALITY:

MOOD:

Other issues: ____________

Reflections on the day's skirmish:

DAY: ______________ DATE: ______________ WEIGHT: ______________

GOOD EATS

BREAKFAST

LUNCH

DINNER

SNACKS

WATER INTAKE

POWER MOVES

HEART HEALTH:

EXERCISE: ______________ TIME/DISTANCE: ______________

STRENGTH: WEIGHT: ______________ REPS: ______________

HOURS: ______________ QUALITY: ☺ ☹ 😐

MOOD: ☺ ☹ 😐

Other issues: ______________

Reflections on the day's skirmish:

DAY: ____________ DATE: ____________ WEIGHT: ____________

GOOD EATS

BREAKFAST

____
____
____
____
____

LUNCH

____
____
____
____
____

DINNER

____
____
____
____
____

SNACKS

____
____
____

WATER INTAKE

POWER MOVES

HEART HEALTH:

EXERCISE: ____________ TIME/DISTANCE: ____________

STRENGTH: WEIGHT: ____________ REPS: ____________

HOURS: ____________ QUALITY: ☺ ☹ 😐

MOOD: ☺ ☹ 😐

Other issues: ____________________
____
____

Reflections on the day's skirmish:

____
____
____

DAY: ____________ DATE: ____________ WEIGHT: ____________

GOOD EATS

BREAKFAST

____
____
____
____
____

LUNCH

____
____
____
____
____

DINNER

____
____
____
____
____

SNACKS

____
____
____

WATER INTAKE

POWER MOVES

HEART HEALTH:

EXERCISE: ____________ TIME/DISTANCE: ____________

STRENGTH: WEIGHT: ____________ REPS: ____________

HOURS: ____________ QUALITY:

MOOD:

Other issues: ____________________________

____

____

Reflections on the day's skirmish:

____

____

____

DAY: ______ DATE: ______ WEIGHT: ______

GOOD EATS

BREAKFAST

LUNCH

DINNER

SNACKS

WATER INTAKE

POWER MOVES

HEART HEALTH:

EXERCISE: ______ TIME/DISTANCE: ______

STRENGTH: WEIGHT: ______ REPS: ______

HOURS: ______ QUALITY:

MOOD:

Other issues: ______

Reflections on the day's skirmish:

DAY: ____________ DATE: ____________ WEIGHT: ____________

GOOD EATS

BREAKFAST

____
____
____
____
____

LUNCH

____
____
____
____
____

DINNER

____
____
____
____
____

SNACKS

____
____
____

WATER INTAKE

POWER MOVES

HEART HEALTH:

EXERCISE: ____________ TIME/DISTANCE: ____________

STRENGTH: WEIGHT: ____________ REPS: ____________

HOURS: ____________ QUALITY:

MOOD:

Other issues: ____________________
____
____

Reflections on the day's skirmish:

____
____
____

DAY: ____________ DATE: ____________ WEIGHT: ____________

GOOD EATS

BREAKFAST

LUNCH

DINNER

SNACKS

WATER INTAKE

POWER MOVES

HEART HEALTH:

EXERCISE: ____________ TIME/DISTANCE: ____________

STRENGTH: WEIGHT: ____________ REPS: ____________

HOURS: ____________ QUALITY:

MOOD:

Other issues: ____________

Reflections on the day's skirmish:

DAY: ____________ DATE: ____________ WEIGHT: ____________

GOOD EATS

BREAKFAST

LUNCH

DINNER

SNACKS

WATER INTAKE

POWER MOVES

HEART HEALTH:

EXERCISE: ____________ TIME/DISTANCE: ____________

STRENGTH: WEIGHT: ____________ REPS: ____________

HOURS: ____________ QUALITY:

MOOD:

Other issues:

Reflections on the day's skirmish:

DAY: ____________ DATE: ____________ WEIGHT: ____________

GOOD EATS

BREAKFAST

LUNCH

DINNER

SNACKS

WATER INTAKE

POWER MOVES

HEART HEALTH:

EXERCISE: ____________ TIME/DISTANCE: ____________

STRENGTH: WEIGHT: ____________ REPS: ____________

HOURS: ____________ QUALITY:

MOOD:

Other issues: ____________

Reflections on the day's skirmish:

DAY: ________ DATE: ________ WEIGHT: ________

GOOD EATS

BREAKFAST

____
____
____
____
____

LUNCH

____
____
____
____
____

DINNER

____
____
____
____
____

SNACKS

____
____
____

WATER INTAKE

POWER MOVES

HEART HEALTH:

EXERCISE: ________ TIME/DISTANCE: ________

STRENGTH: WEIGHT: ________ REPS: ________

HOURS: ________ QUALITY: ☺ ☹ 😐

MOOD: ☺ ☹ 😐

Other issues: ________

____

____

Reflections on the day's skirmish:

____

____

____

DAY: ____________ DATE: ____________ WEIGHT: ____________

GOOD EATS

BREAKFAST

LUNCH

DINNER

SNACKS

WATER INTAKE

POWER MOVES

HEART HEALTH:

EXERCISE: ____________ TIME/DISTANCE: ____________

STRENGTH: WEIGHT: ____________ REPS: ____________

HOURS: ____________ QUALITY: ☺ ☹ 😐

MOOD: ☺ ☹ 😐

Other issues: ____________

Reflections on the day's skirmish:

DAY: ____________ DATE: ____________ WEIGHT: ____________

GOOD EATS

BREAKFAST

LUNCH

DINNER

SNACKS

WATER INTAKE

POWER MOVES

HEART HEALTH:

EXERCISE: ____________ TIME/DISTANCE: ____________

STRENGTH: WEIGHT: ____________ REPS: ____________

HOURS: ____________ QUALITY:

MOOD:

Other issues: ____________

Reflections on the day's skirmish:

DAY: ______ DATE: ______ WEIGHT: ______

GOOD EATS

BREAKFAST

LUNCH

DINNER

SNACKS

WATER INTAKE

POWER MOVES

HEART HEALTH:

EXERCISE: ______ TIME/DISTANCE: ______

STRENGTH: WEIGHT: ______ REPS: ______

HOURS: ______ QUALITY:

MOOD:

Other issues: ______

Reflections on the day's skirmish:

DAY: ______________ DATE: ______________ WEIGHT: ______________

GOOD EATS

BREAKFAST

____
____
____
____
____

LUNCH

____
____
____
____
____

DINNER

____
____
____
____
____

SNACKS

____
____
____

WATER INTAKE

POWER MOVES

HEART HEALTH:

EXERCISE: ______________ TIME/DISTANCE: ______________

STRENGTH: WEIGHT: ______________ REPS: ______________

HOURS: ______________ QUALITY:

MOOD:

Other issues: ______________________________
____
____

Reflections on the day's skirmish:

____
____
____

DAY: ____________ DATE: ____________ WEIGHT: ____________

GOOD EATS

BREAKFAST

LUNCH

DINNER

SNACKS

WATER INTAKE

POWER MOVES

HEART HEALTH:

EXERCISE: ____________ TIME/DISTANCE: ____________

STRENGTH: WEIGHT: ____________ REPS: ____________

HOURS: ____________ QUALITY:

MOOD:

Other issues: ____________

Reflections on the day's skirmish:

DAY: ____________ DATE: ____________ WEIGHT: ____________

GOOD EATS

BREAKFAST

LUNCH

DINNER

SNACKS

WATER INTAKE

POWER MOVES

HEART HEALTH:

EXERCISE: ____________ TIME/DISTANCE: ____________

STRENGTH: WEIGHT: ____________ REPS: ____________

HOURS: ____________ QUALITY: ☺ ☹ 😐

MOOD: ☺ ☹ 😐

Other issues: ____________

Reflections on the day's skirmish:

DAY: ______ DATE: ______ WEIGHT: ______

GOOD EATS

BREAKFAST

LUNCH

DINNER

SNACKS

WATER INTAKE

POWER MOVES

HEART HEALTH:

EXERCISE: ______ TIME/DISTANCE: ______

STRENGTH: WEIGHT: ______ REPS: ______

HOURS: ______ QUALITY:

MOOD:

Other issues: ______

Reflections on the day's skirmish:

DAY: ______________ DATE: ______________ WEIGHT: ______________

GOOD EATS

BREAKFAST

LUNCH

DINNER

SNACKS

WATER INTAKE

POWER MOVES

HEART HEALTH:

EXERCISE: ______________ TIME/DISTANCE: ______________

STRENGTH: WEIGHT: ______________ REPS: ______________

HOURS: ______________ QUALITY:

MOOD:

Other issues: ______________

Reflections on the day's skirmish:

DAY: ____________ DATE: ____________ WEIGHT: ____________

GOOD EATS

BREAKFAST

____

____

____

____

____

LUNCH

____

____

____

____

____

DINNER

____

____

____

____

____

SNACKS

____

____

____

WATER INTAKE

POWER MOVES

HEART HEALTH:

EXERCISE: ____________ TIME/DISTANCE: ____________

STRENGTH: WEIGHT: ____________ REPS: ____________

HOURS: ____________ QUALITY:

MOOD:

Other issues: ____________________

____

____

Reflections on the day's skirmish:

____

____

____

DAY: ______________ DATE: ______________ WEIGHT: ______________

GOOD EATS

BREAKFAST

____

____

____

____

____

LUNCH

____

____

____

____

____

DINNER

____

____

____

____

____

SNACKS

____

____

____

WATER INTAKE

POWER MOVES

HEART HEALTH:

EXERCISE: ______________ TIME/DISTANCE: ______________

STRENGTH: WEIGHT: ______________ REPS: ______________

HOURS: ______________ QUALITY:

MOOD:

Other issues: ______________________________

____

____

Reflections on the day's skirmish:

____

____

____

DAY: ____________ DATE: ____________ WEIGHT: ____________

GOOD EATS

BREAKFAST

____
____
____
____
____

LUNCH

____
____
____
____
____

DINNER

____
____
____
____
____

SNACKS

____
____
____

WATER INTAKE

POWER MOVES

HEART HEALTH:

EXERCISE: ____________ TIME/DISTANCE: ____________

STRENGTH: WEIGHT: ____________ REPS: ____________

HOURS: ____________ QUALITY: ☺ ☹ 😐

MOOD: ☺ ☹ 😐

Other issues: ______________________

____

____

Reflections on the day's skirmish:

____

____

____

DAY: ____________ DATE: ____________ WEIGHT: ____________

GOOD EATS

BREAKFAST

LUNCH

DINNER

SNACKS

WATER INTAKE

POWER MOVES

HEART HEALTH:

EXERCISE: ____________ TIME/DISTANCE: ____________

STRENGTH: WEIGHT: ____________ REPS: ____________

HOURS: ____________ QUALITY:

MOOD:

Other issues: ____________

Reflections on the day's skirmish:

DAY: ______ DATE: ______ WEIGHT: ______

GOOD EATS

BREAKFAST

LUNCH

DINNER

SNACKS

WATER INTAKE

POWER MOVES

HEART HEALTH:

EXERCISE: ______ TIME/DISTANCE: ______

STRENGTH: WEIGHT: ______ REPS: ______

HOURS: ______ QUALITY:

MOOD:

Other issues:

Reflections on the day's skirmish:

DAY: ____________ DATE: ____________ WEIGHT: ____________

GOOD EATS

BREAKFAST

____

____

____

____

____

LUNCH

____

____

____

____

____

DINNER

____

____

____

____

____

SNACKS

____

____

____

WATER INTAKE

POWER MOVES

HEART HEALTH:

EXERCISE: ____________ TIME/DISTANCE: ____________

STRENGTH: WEIGHT: ____________ REPS: ____________

HOURS: ____________ QUALITY:

MOOD:

Other issues: ____________________

____

____

Reflections on the day's skirmish:

____

____

____

DAY: ______ DATE: ______ WEIGHT: ______

GOOD EATS

BREAKFAST

______
______
______
______
______

LUNCH

______
______
______
______
______

DINNER

______
______
______
______
______

SNACKS

______
______
______

WATER INTAKE

POWER MOVES

HEART HEALTH:

EXERCISE: ______ TIME/DISTANCE: ______

STRENGTH: WEIGHT: ______ REPS: ______

HOURS: ______ QUALITY:

MOOD:

Other issues: ______

______
______

Reflections on the day's skirmish:

______
______
______

DAY: ____________ DATE: ____________ WEIGHT: ____________

GOOD EATS

BREAKFAST

____

____

____

____

____

LUNCH

____

____

____

____

____

DINNER

____

____

____

____

____

SNACKS

____

____

____

WATER INTAKE

POWER MOVES

HEART HEALTH:

EXERCISE: ____________ TIME/DISTANCE: ____________

STRENGTH: WEIGHT: ____________ REPS: ____________

HOURS: ____________ QUALITY:

MOOD:

Other issues: ______________________________

____

____

Reflections on the day's skirmish:

____

____

____

DAY: ____________ DATE: ____________ WEIGHT: ____________

GOOD EATS

BREAKFAST

LUNCH

DINNER

SNACKS

WATER INTAKE

POWER MOVES

HEART HEALTH:

EXERCISE: ____________ TIME/DISTANCE: ____________

STRENGTH: WEIGHT: ____________ REPS: ____________

HOURS: ____________ QUALITY:

MOOD:

Other issues: ____________

Reflections on the day's skirmish:

DAY: ____________ DATE: ____________ WEIGHT: ____________

GOOD EATS

BREAKFAST

____

____

____

____

____

LUNCH

____

____

____

____

____

DINNER

____

____

____

____

____

SNACKS

____

____

____

WATER INTAKE

POWER MOVES

HEART HEALTH:

EXERCISE: ____________ TIME/DISTANCE: ____________

STRENGTH: WEIGHT: ____________ REPS: ____________

HOURS: ____________ QUALITY:

MOOD:

Other issues: ______________________

____

____

Reflections on the day's skirmish:

____

____

____

DAY: ______ DATE: ______ WEIGHT: ______

GOOD EATS

BREAKFAST

LUNCH

DINNER

SNACKS

WATER INTAKE

POWER MOVES

HEART HEALTH:

EXERCISE: ______ TIME/DISTANCE: ______

STRENGTH: WEIGHT: ______ REPS: ______

HOURS: ______ QUALITY:

MOOD:

Other issues: ______

Reflections on the day's skirmish:

DAY: ____________ DATE: ____________ WEIGHT: ____________

GOOD EATS

BREAKFAST

____
____
____
____
____

LUNCH

____
____
____
____
____

DINNER

____
____
____
____
____

SNACKS

____
____
____

WATER INTAKE

POWER MOVES

HEART HEALTH:

EXERCISE: ____________ TIME/DISTANCE: ____________

STRENGTH: WEIGHT: ____________ REPS: ____________

HOURS: ____________ QUALITY:

MOOD:

Other issues: ____________________
____
____

Reflections on the day's skirmish:

____
____
____

DAY: ____________ DATE: ____________ WEIGHT: ____________

GOOD EATS

BREAKFAST

LUNCH

DINNER

SNACKS

WATER INTAKE

POWER MOVES

HEART HEALTH:

EXERCISE: ____________ TIME/DISTANCE: ____________

STRENGTH: WEIGHT: ____________ REPS: ____________

HOURS: ____________ QUALITY:

MOOD:

Other issues: ____________

Reflections on the day's skirmish:

DAY: ____________ DATE: ____________ WEIGHT: ____________

GOOD EATS

BREAKFAST

LUNCH

DINNER

SNACKS

WATER INTAKE

POWER MOVES

HEART HEALTH:

EXERCISE: ____________ TIME/DISTANCE: ____________

STRENGTH: WEIGHT: ____________ REPS: ____________

HOURS: ____________ QUALITY: ☺ ☹ 😐

MOOD: ☺ ☹ 😐

Other issues: ____________

Reflections on the day's skirmish:

DAY: ______________ DATE: ______________ WEIGHT: ______________

GOOD EATS

BREAKFAST

____
____
____
____
____

LUNCH

____
____
____
____
____

DINNER

____
____
____
____
____

SNACKS

____
____
____

WATER INTAKE

POWER MOVES

HEART HEALTH:

EXERCISE: ______________ TIME/DISTANCE: ______________

STRENGTH: WEIGHT: ______________ REPS: ______________

HOURS: ______________ QUALITY: ☺ ☹ 😐

MOOD: ☺ ☹ 😐

Other issues: ______________________________
____
____

Reflections on the day's skirmish:

____
____
____

DAY: ______________ DATE: ______________ WEIGHT: ______________

GOOD EATS

BREAKFAST

____

____

____

____

____

LUNCH

____

____

____

____

____

DINNER

____

____

____

____

____

SNACKS

____

____

____

WATER INTAKE

POWER MOVES

HEART HEALTH:

EXERCISE: ______________ TIME/DISTANCE: ______________

STRENGTH: WEIGHT: ______________ REPS: ______________

HOURS: ______________ QUALITY: ☺ ☹ 😐

MOOD: ☺ ☹ 😐

Other issues: ______________________________

____

____

Reflections on the day's skirmish:

____

____

____

DAY: ____________ DATE: ____________ WEIGHT: ____________

GOOD EATS

BREAKFAST

LUNCH

DINNER

SNACKS

WATER INTAKE

POWER MOVES

HEART HEALTH:

EXERCISE: ____________ TIME/DISTANCE: ____________

STRENGTH: WEIGHT: ____________ REPS: ____________

HOURS: ____________ QUALITY:

MOOD:

Other issues: ____________

Reflections on the day's skirmish:

DAY: ____________ DATE: ____________ WEIGHT: ____________

GOOD EATS

BREAKFAST

LUNCH

DINNER

SNACKS

WATER INTAKE

POWER MOVES

HEART HEALTH:

EXERCISE: ____________ TIME/DISTANCE: ____________

STRENGTH: WEIGHT: ____________ REPS: ____________

HOURS: ____________ QUALITY:

MOOD:

Other issues:

Reflections on the day's skirmish:

DAY: ____________ DATE: ____________ WEIGHT: ____________

GOOD EATS

BREAKFAST

LUNCH

DINNER

SNACKS

WATER INTAKE

POWER MOVES

HEART HEALTH:

EXERCISE: ____________ TIME/DISTANCE: ____________

STRENGTH: WEIGHT: ____________ REPS: ____________

HOURS: ____________ QUALITY:

MOOD:

Other issues: ____________

Reflections on the day's skirmish:

DAY: ____________ DATE: ____________ WEIGHT: ____________

GOOD EATS

BREAKFAST

____
____
____
____
____

LUNCH

____
____
____
____
____

DINNER

____
____
____
____
____

SNACKS

____
____
____

WATER INTAKE

POWER MOVES

HEART HEALTH:

EXERCISE: ____________ TIME/DISTANCE: ____________

STRENGTH: WEIGHT: ____________ REPS: ____________

HOURS: ____________ QUALITY: ☺ ☹ 😐

MOOD: ☺ ☹ 😐

Other issues: ______________________________
____
____

Reflections on the day's skirmish:

____
____
____

DAY: ______ DATE: ______ WEIGHT: ______

GOOD EATS

BREAKFAST

______
______
______
______
______

LUNCH

______
______
______
______
______

DINNER

______
______
______
______
______

SNACKS

______
______
______

WATER INTAKE

POWER MOVES

HEART HEALTH:

EXERCISE: ______ TIME/DISTANCE: ______

STRENGTH: WEIGHT: ______ REPS: ______

HOURS: ______ QUALITY:

MOOD:

Other issues: ______

______

______

Reflections on the day's skirmish:

______

______

______

DAY: ____________ DATE: ____________ WEIGHT: ____________

GOOD EATS

BREAKFAST

LUNCH

DINNER

SNACKS

WATER INTAKE

POWER MOVES

HEART HEALTH:

EXERCISE: ____________ TIME/DISTANCE: ____________

STRENGTH: WEIGHT: ____________ REPS: ____________

HOURS: ____________ QUALITY:

MOOD:

Other issues: ____________

Reflections on the day's skirmish:

DAY: ____________ DATE: ____________ WEIGHT: ____________

GOOD EATS

BREAKFAST

LUNCH

DINNER

SNACKS

WATER INTAKE

POWER MOVES

HEART HEALTH:

EXERCISE: ____________ TIME/DISTANCE: ____________

STRENGTH: WEIGHT: ____________ REPS: ____________

HOURS: ____________ QUALITY: ☺ ☹ 😐

MOOD: ☺ ☹ 😐

Other issues:

Reflections on the day's skirmish:

DAY: ____________ DATE: ____________ WEIGHT: ____________

GOOD EATS

BREAKFAST

LUNCH

DINNER

SNACKS

WATER INTAKE

POWER MOVES

HEART HEALTH:

EXERCISE: ____________ TIME/DISTANCE: ____________

STRENGTH: WEIGHT: ____________ REPS: ____________

HOURS: ____________ QUALITY:

MOOD:

Other issues:

Reflections on the day's skirmish:

DAY: ____________ DATE: ____________ WEIGHT: ____________

GOOD EATS

BREAKFAST

LUNCH

DINNER

SNACKS

WATER INTAKE

POWER MOVES

HEART HEALTH:

EXERCISE: ____________ TIME/DISTANCE: ____________

STRENGTH: WEIGHT: ____________ REPS: ____________

HOURS: ____________ QUALITY:

MOOD:

Other issues: ____________

Reflections on the day's skirmish:

DAY: ____________ DATE: ____________ WEIGHT: ____________

GOOD EATS

BREAKFAST

____
____
____
____
____

LUNCH

____
____
____
____
____

DINNER

____
____
____
____
____

SNACKS

____
____
____

WATER INTAKE

POWER MOVES

HEART HEALTH:

EXERCISE: ____________ TIME/DISTANCE: ____________

STRENGTH: WEIGHT: ____________ REPS: ____________

HOURS: ____________ QUALITY:

MOOD:

Other issues: ______________________

____

____

Reflections on the day's skirmish:

____

____

____

DAY: ____________ DATE: ____________ WEIGHT: ____________

GOOD EATS

BREAKFAST

____
____
____
____
____

LUNCH

____
____
____
____
____

DINNER

____
____
____
____
____

SNACKS

____
____
____

WATER INTAKE

POWER MOVES

HEART HEALTH:

EXERCISE: ____________ TIME/DISTANCE: ____________

STRENGTH: WEIGHT: ____________ REPS: ____________

HOURS: ____________ QUALITY: ☺ ☹ 😐

MOOD: ☺ ☹ 😐

Other issues: ______________________________
____
____

Reflections on the day's skirmish:

____
____
____

DAY: ____________ DATE: ____________ WEIGHT: ____________

GOOD EATS

BREAKFAST

LUNCH

DINNER

SNACKS

WATER INTAKE

POWER MOVES

HEART HEALTH:

EXERCISE: ____________ TIME/DISTANCE: ____________

STRENGTH: WEIGHT: ____________ REPS: ____________

HOURS: ____________ QUALITY:

MOOD:

Other issues: ____________

Reflections on the day's skirmish:

DAY: ______ DATE: ______ WEIGHT: ______

GOOD EATS

BREAKFAST

LUNCH

DINNER

SNACKS

WATER INTAKE

POWER MOVES

HEART HEALTH:

EXERCISE: ______ TIME/DISTANCE: ______

STRENGTH: WEIGHT: ______ REPS: ______

HOURS: ______ QUALITY:

MOOD:

Other issues: ______

Reflections on the day's skirmish:

DAY: ____________ DATE: ____________ WEIGHT: ____________

GOOD EATS

BREAKFAST

LUNCH

DINNER

SNACKS

WATER INTAKE

POWER MOVES

HEART HEALTH:

EXERCISE: ____________ TIME/DISTANCE: ____________

STRENGTH: WEIGHT: ____________ REPS: ____________

HOURS: ____________ QUALITY:

MOOD:

Other issues: ____________

Reflections on the day's skirmish:

DAY: ____________ DATE: ____________ WEIGHT: ____________

GOOD EATS

BREAKFAST

LUNCH

DINNER

SNACKS

WATER INTAKE

POWER MOVES

HEART HEALTH:

EXERCISE: ____________ TIME/DISTANCE: ____________

STRENGTH: WEIGHT: ____________ REPS: ____________

HOURS: ____________ QUALITY:

MOOD:

Other issues:

Reflections on the day's skirmish:

DAY: ______________ DATE: ______________ WEIGHT: ______________

GOOD EATS

BREAKFAST

____

____

____

____

____

LUNCH

____

____

____

____

____

DINNER

____

____

____

____

____

SNACKS

____

____

____

WATER INTAKE

POWER MOVES

HEART HEALTH:

EXERCISE: ______________ TIME/DISTANCE: ______________

STRENGTH: WEIGHT: ______________ REPS: ______________

HOURS: ______________ QUALITY: ☺ ☹ 😐

MOOD: ☺ ☹ 😐

Other issues: _______________________________

____

____

Reflections on the day's skirmish:

____

____

____

DAY: ____________ DATE: ____________ WEIGHT: ____________

GOOD EATS

BREAKFAST

____

____

____

____

____

LUNCH

____

____

____

____

____

DINNER

____

____

____

____

____

SNACKS

____

____

____

WATER INTAKE

POWER MOVES

HEART HEALTH:

EXERCISE: ____________ TIME/DISTANCE: ____________

STRENGTH: WEIGHT: ____________ REPS: ____________

HOURS: ____________ QUALITY:

MOOD:

Other issues: ____________________

____

____

Reflections on the day's skirmish:

____

____

____

DAY: ________ DATE: ________ WEIGHT: ________

GOOD EATS

BREAKFAST

____

____

____

____

____

LUNCH

____

____

____

____

____

DINNER

____

____

____

____

____

SNACKS

____

____

____

WATER INTAKE

POWER MOVES

HEART HEALTH:

EXERCISE: ________ TIME/DISTANCE: ________

STRENGTH: WEIGHT: ________ REPS: ________

HOURS: ________ QUALITY:

MOOD:

Other issues: ______________________________

____

____

Reflections on the day's skirmish:

____

____

____

DAY: ________ DATE: ________ WEIGHT: ________

GOOD EATS

BREAKFAST

LUNCH

DINNER

SNACKS

WATER INTAKE

POWER MOVES

HEART HEALTH:

EXERCISE: ________ TIME/DISTANCE: ________

STRENGTH: WEIGHT: ________ REPS: ________

HOURS: ________ QUALITY:

MOOD:

Other issues:

Reflections on the day's skirmish:

DAY: ____________ DATE: ____________ WEIGHT: ____________

GOOD EATS

BREAKFAST

LUNCH

DINNER

SNACKS

WATER INTAKE

POWER MOVES

HEART HEALTH:

EXERCISE: ____________ TIME/DISTANCE: ____________

STRENGTH: WEIGHT: ____________ REPS: ____________

HOURS: ____________ QUALITY:

MOOD:

Other issues: ____________

Reflections on the day's skirmish:

DAY: ____________ DATE: ____________ WEIGHT: ____________

GOOD EATS

BREAKFAST

____

____

____

____

____

LUNCH

____

____

____

____

____

DINNER

____

____

____

____

____

SNACKS

____

____

____

WATER INTAKE

POWER MOVES

HEART HEALTH:

EXERCISE: ____________ TIME/DISTANCE: ____________

STRENGTH: WEIGHT: ____________ REPS: ____________

HOURS: ____________ QUALITY:

MOOD:

Other issues: ______________________________

____

____

Reflections on the day's skirmish:

____

____

____

DAY: ____________ DATE: ____________ WEIGHT: ____________

GOOD EATS

BREAKFAST

LUNCH

DINNER

SNACKS

WATER INTAKE

POWER MOVES

HEART HEALTH:

EXERCISE: ____________ TIME/DISTANCE: ____________

STRENGTH: WEIGHT: ____________ REPS: ____________

HOURS: ____________ QUALITY:

MOOD:

Other issues: ____________

Reflections on the day's skirmish:

DAY: ____________ DATE: ____________ WEIGHT: ____________

GOOD EATS

BREAKFAST

____
____
____
____
____

LUNCH

____
____
____
____
____

DINNER

____
____
____
____
____

SNACKS

____
____
____

WATER INTAKE

POWER MOVES

HEART HEALTH:

EXERCISE: ____________ TIME/DISTANCE: ____________

STRENGTH: WEIGHT: ____________ REPS: ____________

HOURS: ____________ QUALITY: ☺ ☹ 😐

MOOD: ☺ ☹ 😐

Other issues: ______________________________
____
____

Reflections on the day's skirmish:

____
____
____

DAY: ____________ DATE: ____________ WEIGHT: ____________

GOOD EATS

BREAKFAST

____

____

____

____

____

LUNCH

____

____

____

____

____

DINNER

____

____

____

____

____

SNACKS

____

____

____

WATER INTAKE

POWER MOVES

HEART HEALTH:

EXERCISE: ____________ TIME/DISTANCE: ____________

STRENGTH: WEIGHT: ____________ REPS: ____________

HOURS: ____________ QUALITY:

MOOD:

Other issues: ____________

____

____

Reflections on the day's skirmish:

____

____

____

DAY: ____________ DATE: ____________ WEIGHT: ____________

GOOD EATS

BREAKFAST

LUNCH

DINNER

SNACKS

WATER INTAKE

POWER MOVES

HEART HEALTH:

EXERCISE: ____________ TIME/DISTANCE: ____________

STRENGTH: WEIGHT: ____________ REPS: ____________

HOURS: ____________ QUALITY:

MOOD:

Other issues: ____________

Reflections on the day's skirmish:

DAY: ____________ DATE: ____________ WEIGHT: ____________

GOOD EATS

BREAKFAST

____

____

____

____

____

LUNCH

____

____

____

____

____

DINNER

____

____

____

____

____

SNACKS

____

____

____

WATER INTAKE

POWER MOVES

HEART HEALTH:

EXERCISE: ____________ TIME/DISTANCE: ____________

STRENGTH: WEIGHT: ____________ REPS: ____________

HOURS: ____________ QUALITY: ☺ ☹ 😐

MOOD: ☺ ☹ 😐

Other issues: ______________________

____

____

Reflections on the day's skirmish:

____

____

____

DAY: ____________ DATE: ____________ WEIGHT: ____________

GOOD EATS

BREAKFAST

LUNCH

DINNER

SNACKS

WATER INTAKE

POWER MOVES

HEART HEALTH:

EXERCISE: ____________ TIME/DISTANCE: ____________

STRENGTH: WEIGHT: ____________ REPS: ____________

HOURS: ____________ QUALITY:

MOOD:

Other issues:

Reflections on the day's skirmish:

DAY: ____________ DATE: ____________ WEIGHT: ____________

GOOD EATS

BREAKFAST

____

____

____

____

____

LUNCH

____

____

____

____

____

DINNER

____

____

____

____

____

SNACKS

____

____

____

WATER INTAKE

POWER MOVES

HEART HEALTH:

EXERCISE: ____________ TIME/DISTANCE: ____________

STRENGTH: WEIGHT: ____________ REPS: ____________

HOURS: ____________ QUALITY:

MOOD:

Other issues: ______________________

____

____

Reflections on the day's skirmish:

____

____

____

DAY: ______________ DATE: ______________ WEIGHT: ______________

GOOD EATS

BREAKFAST

____

____

____

____

____

LUNCH

____

____

____

____

____

DINNER

____

____

____

____

____

SNACKS

____

____

____

WATER INTAKE

POWER MOVES

HEART HEALTH:

EXERCISE: ______________ TIME/DISTANCE: ______________

STRENGTH: WEIGHT: ______________ REPS: ______________

HOURS: ______________ QUALITY:

MOOD:

Other issues: ______________________________

____

____

Reflections on the day's skirmish:

____

____

____

DAY: ____________ DATE: ____________ WEIGHT: ____________

GOOD EATS

BREAKFAST

LUNCH

DINNER

SNACKS

WATER INTAKE

POWER MOVES

HEART HEALTH:

EXERCISE: ____________ TIME/DISTANCE: ____________

STRENGTH: WEIGHT: ____________ REPS: ____________

HOURS: ____________ QUALITY:

MOOD:

Other issues: ____________

Reflections on the day's skirmish:

DAY: ____________ DATE: ____________ WEIGHT: ____________

GOOD EATS

BREAKFAST

LUNCH

DINNER

SNACKS

WATER INTAKE

POWER MOVES

HEART HEALTH:

EXERCISE: ____________ TIME/DISTANCE: ____________

STRENGTH: WEIGHT: ____________ REPS: ____________

HOURS: ____________ QUALITY: ☺ ☹ 😐

MOOD: ☺ ☹ 😐

Other issues: ____________

Reflections on the day's skirmish:

DAY: ____________ DATE: ____________ WEIGHT: ____________

GOOD EATS

BREAKFAST

____

____

____

____

____

LUNCH

____

____

____

____

____

DINNER

____

____

____

____

____

SNACKS

____

____

____

WATER INTAKE

POWER MOVES

HEART HEALTH:

EXERCISE: ____________ TIME/DISTANCE: ____________

STRENGTH: WEIGHT: ____________ REPS: ____________

HOURS: ____________ QUALITY:

MOOD:

Other issues: ______________________

____

____

Reflections on the day's skirmish:

____

____

____

DAY: ____________ DATE: ____________ WEIGHT: ____________

GOOD EATS

BREAKFAST

____
____
____
____
____

LUNCH

____
____
____
____
____

DINNER

____
____
____
____
____

SNACKS

____
____
____

WATER INTAKE

POWER MOVES

HEART HEALTH:

EXERCISE: ____________ TIME/DISTANCE: ____________

STRENGTH: WEIGHT: ____________ REPS: ____________

HOURS: ____________ QUALITY: ☺ ☹ 😐

MOOD: ☺ ☹ 😐

Other issues: ______________________________
____
____

Reflections on the day's skirmish:

____
____
____

DAY: ______________ DATE: ______________ WEIGHT: ______________

GOOD EATS

BREAKFAST

LUNCH

DINNER

SNACKS

WATER INTAKE

POWER MOVES

HEART HEALTH:

EXERCISE: ______________ TIME/DISTANCE: ______________

STRENGTH: WEIGHT: ______________ REPS: ______________

HOURS: ______________ QUALITY:

MOOD:

Other issues:

Reflections on the day's skirmish:

MEASUREMENTS

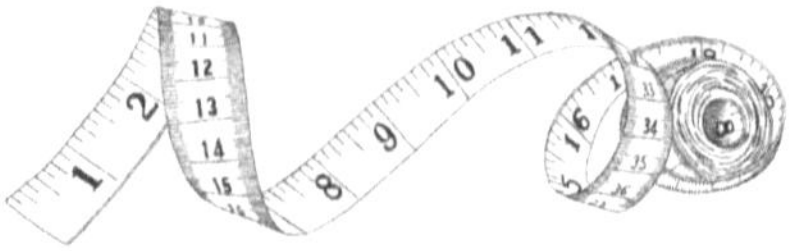

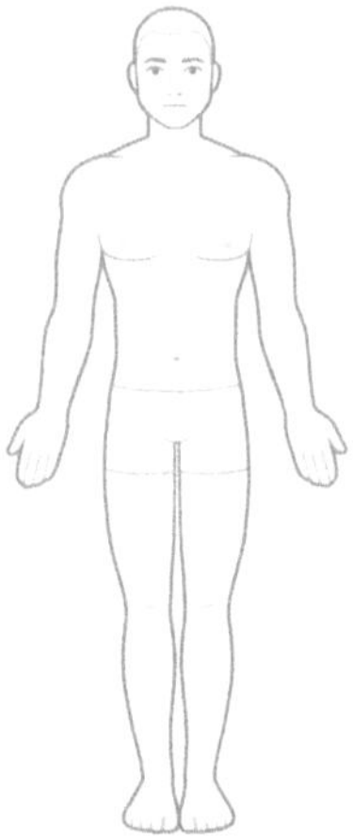

CHEST ______ ______

WAIST ______ ______

HIPS ______ ______

THIGHS ______ ______

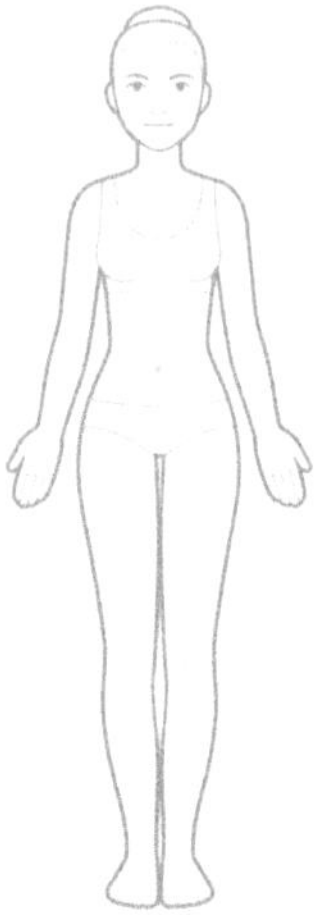

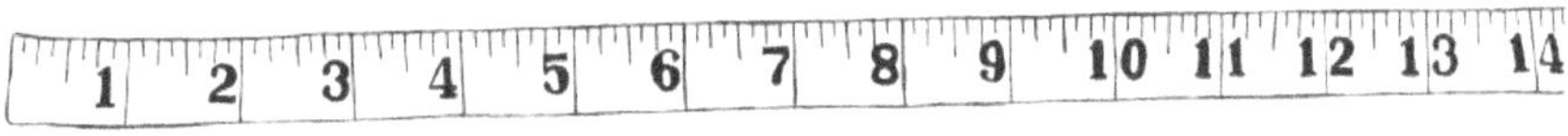

STARTING WEIGHT

CURRENT WEIGHT

GOAL WEIGHT

DAY: ____________ DATE: ____________ WEIGHT: ____________

GOOD EATS

BREAKFAST

LUNCH

DINNER

SNACKS

WATER INTAKE

POWER MOVES

HEART HEALTH:

EXERCISE: ____________ TIME/DISTANCE: ____________

STRENGTH: WEIGHT: ____________ REPS: ____________

HOURS: ____________ QUALITY:

MOOD:

Other issues: ____________

Reflections on the day's skirmish:

DAY: ______________ DATE: ______________ WEIGHT: ______________

GOOD EATS

BREAKFAST

____
____
____
____
____

LUNCH

____
____
____
____
____

DINNER

____
____
____
____
____

SNACKS

____
____
____

WATER INTAKE

POWER MOVES

HEART HEALTH:

EXERCISE: ______________ TIME/DISTANCE: ______________

STRENGTH: WEIGHT: ______________ REPS: ______________

HOURS: ______________ QUALITY: ☺ ☹ 😐

MOOD: ☺ ☹ 😐

Other issues: ______________________________
____
____

Reflections on the day's skirmish:

____
____
____

DAY: ____________ DATE: ____________ WEIGHT: ____________

GOOD EATS

BREAKFAST

LUNCH

DINNER

SNACKS

WATER INTAKE

POWER MOVES

HEART HEALTH:

EXERCISE: ____________ TIME/DISTANCE: ____________

STRENGTH: WEIGHT: ____________ REPS: ____________

HOURS: ____________ QUALITY:

MOOD:

Other issues: ____________

Reflections on the day's skirmish:

DAY: ____________ DATE: ____________ WEIGHT: ____________

GOOD EATS

BREAKFAST

LUNCH

DINNER

SNACKS

WATER INTAKE

POWER MOVES

HEART HEALTH:

EXERCISE: ____________ TIME/DISTANCE: ____________

STRENGTH: WEIGHT: ____________ REPS: ____________

HOURS: ____________ QUALITY:

MOOD:

Other issues: ____________

Reflections on the day's skirmish:

DAY: ______ DATE: ______ WEIGHT: ______

GOOD EATS

BREAKFAST

LUNCH

DINNER

SNACKS

WATER INTAKE

POWER MOVES

HEART HEALTH:

EXERCISE: ______ TIME/DISTANCE: ______

STRENGTH: WEIGHT: ______ REPS: ______

HOURS: ______ QUALITY:

MOOD:

Other issues: ______

Reflections on the day's skirmish:

DAY: ____________ DATE: ____________ WEIGHT: ____________

GOOD EATS

BREAKFAST

LUNCH

DINNER

SNACKS

WATER INTAKE

POWER MOVES

HEART HEALTH:

EXERCISE: ____________ TIME/DISTANCE: ____________

STRENGTH: WEIGHT: ____________ REPS: ____________

HOURS: ____________ QUALITY:

MOOD:

Other issues: ____________

Reflections on the day's skirmish:

DAY: ______________ DATE: ______________ WEIGHT: ______________

GOOD EATS

BREAKFAST

____
____
____
____
____

LUNCH

____
____
____
____
____

DINNER

____
____
____
____
____

SNACKS

____
____
____

WATER INTAKE

POWER MOVES

HEART HEALTH:

EXERCISE: ______________ TIME/DISTANCE: ______________

STRENGTH: WEIGHT: ______________ REPS: ______________

HOURS: ______________ QUALITY:

MOOD:

Other issues: ______________________________
____
____

Reflections on the day's skirmish:

____
____
____

DAY: ______________ DATE: ______________ WEIGHT: ______________

GOOD EATS

BREAKFAST

LUNCH

DINNER

SNACKS

WATER INTAKE

POWER MOVES

HEART HEALTH:

EXERCISE: ______________ TIME/DISTANCE: ______________

STRENGTH: WEIGHT: ______________ REPS: ______________

HOURS: ______________ QUALITY:

MOOD:

Other issues: ______________

Reflections on the day's skirmish:

DAY: ____________ DATE: ____________ WEIGHT: ____________

GOOD EATS

BREAKFAST

LUNCH

DINNER

SNACKS

WATER INTAKE

POWER MOVES

HEART HEALTH:

EXERCISE: ____________ TIME/DISTANCE: ____________

STRENGTH: WEIGHT: ____________ REPS: ____________

HOURS: ____________ QUALITY:

MOOD:

Other issues: ____________

Reflections on the day's skirmish:

DAY: ______ DATE: ______ WEIGHT: ______

GOOD EATS

BREAKFAST

______
______
______
______
______

LUNCH

______
______
______
______
______

DINNER

______
______
______
______
______

SNACKS

______
______
______

WATER INTAKE

POWER MOVES

HEART HEALTH:

EXERCISE: ______ TIME/DISTANCE: ______

STRENGTH: WEIGHT: ______ REPS: ______

HOURS: ______ QUALITY:

MOOD:

Other issues: ______
______
______

Reflections on the day's skirmish:

______
______
______

DAY: ____________ DATE: ____________ WEIGHT: ____________

GOOD EATS

BREAKFAST

____

____

____

____

____

LUNCH

____

____

____

____

____

DINNER

____

____

____

____

____

SNACKS

____

____

____

WATER INTAKE

POWER MOVES

HEART HEALTH:

EXERCISE: ____________ TIME/DISTANCE: ____________

STRENGTH: WEIGHT: ____________ REPS: ____________

HOURS: ____________ QUALITY:

MOOD:

Other issues: ______________________

____

____

Reflections on the day's skirmish:

____

____

____

DAY: ____________ DATE: ____________ WEIGHT: ____________

GOOD EATS

BREAKFAST

LUNCH

DINNER

SNACKS

WATER INTAKE

POWER MOVES

HEART HEALTH:

EXERCISE: ____________ TIME/DISTANCE: ____________

STRENGTH: WEIGHT: ____________ REPS: ____________

HOURS: ____________ QUALITY:

MOOD:

Other issues:

Reflections on the day's skirmish:

DAY: ____________ DATE: ____________ WEIGHT: ____________

GOOD EATS

BREAKFAST

____
____
____
____
____

LUNCH

____
____
____
____
____

DINNER

____
____
____
____
____

SNACKS

____
____
____

WATER INTAKE

POWER MOVES

HEART HEALTH:

EXERCISE: ____________ TIME/DISTANCE: ____________

STRENGTH: WEIGHT: ____________ REPS: ____________

HOURS: ____________ QUALITY: ☺ ☹ 😐

MOOD: ☺ ☹ 😐

Other issues: ____________________
____
____

Reflections on the day's skirmish:

____
____
____

DAY: ____________ DATE: ____________ WEIGHT: ____________

GOOD EATS

BREAKFAST

___
___
___
___
___

LUNCH

___
___
___
___
___

DINNER

___
___
___
___
___

SNACKS

___
___
___

WATER INTAKE

POWER MOVES

HEART HEALTH:

EXERCISE: ____________ TIME/DISTANCE: ____________

STRENGTH: WEIGHT: ____________ REPS: ____________

HOURS: ____________ QUALITY: ☺ ☹ 😐

MOOD: ☺ ☹ 😐

Other issues: ____________

___
___

Reflections on the day's skirmish:

___
___
___

DAY: ____________ DATE: ____________ WEIGHT: ____________

GOOD EATS

BREAKFAST

LUNCH

DINNER

SNACKS

WATER INTAKE

POWER MOVES

HEART HEALTH:

EXERCISE: ____________ TIME/DISTANCE: ____________

STRENGTH: WEIGHT: ____________ REPS: ____________

HOURS: ____________ QUALITY:

MOOD:

Other issues: ____________

Reflections on the day's skirmish:

DAY: ________ DATE: ________ WEIGHT: ________

GOOD EATS

BREAKFAST

____
____
____
____
____

LUNCH

____
____
____
____
____

DINNER

____
____
____
____
____

SNACKS

____
____
____

WATER INTAKE

POWER MOVES

HEART HEALTH:

EXERCISE: ________ TIME/DISTANCE: ________

STRENGTH: WEIGHT: ________ REPS: ________

HOURS: ________ QUALITY:

MOOD:

Other issues: ________
____
____

Reflections on the day's skirmish:

____
____
____

DAY: ______ DATE: ______ WEIGHT: ______

GOOD EATS

BREAKFAST

______
______
______
______
______

LUNCH

______
______
______
______
______

DINNER

______
______
______
______
______

SNACKS

______
______
______

WATER INTAKE

POWER MOVES

HEART HEALTH:

EXERCISE: ______ TIME/DISTANCE: ______

STRENGTH: WEIGHT: ______ REPS: ______

HOURS: ______ QUALITY:

MOOD:

Other issues: ______

______
______

Reflections on the day's skirmish:

______
______
______

DAY: ______ DATE: ______ WEIGHT: ______

GOOD EATS

BREAKFAST

______

______

______

______

______

LUNCH

______

______

______

______

______

DINNER

______

______

______

______

______

SNACKS

______

______

______

WATER INTAKE

POWER MOVES

HEART HEALTH:

EXERCISE: ______ TIME/DISTANCE: ______

STRENGTH: WEIGHT: ______ REPS: ______

HOURS: ______ QUALITY:

MOOD:

Other issues: ______

______

______

Reflections on the day's skirmish:

______

______

______

DAY: ____________ DATE: ____________ WEIGHT: ____________

GOOD EATS

BREAKFAST

LUNCH

DINNER

SNACKS

WATER INTAKE

POWER MOVES

HEART HEALTH:

EXERCISE: ____________ TIME/DISTANCE: ____________

STRENGTH: WEIGHT: ____________ REPS: ____________

HOURS: ____________ QUALITY:

MOOD:

Other issues: ____________

Reflections on the day's skirmish:

DAY: ____________ DATE: ____________ WEIGHT: ____________

GOOD EATS

BREAKFAST

____
____
____
____
____

LUNCH

____
____
____
____
____

DINNER

____
____
____
____
____

SNACKS

____
____
____

WATER INTAKE

POWER MOVES

HEART HEALTH:

EXERCISE: ____________ TIME/DISTANCE: ____________

STRENGTH: WEIGHT: ____________ REPS: ____________

HOURS: ____________ QUALITY: ☺ ☹ 😐

MOOD: ☺ ☹ 😐

Other issues: ______________________________
____
____

Reflections on the day's skirmish:

____
____
____

DAY: ______________ DATE: ______________ WEIGHT: ______________

GOOD EATS

BREAKFAST

____

____

____

____

____

LUNCH

____

____

____

____

____

DINNER

____

____

____

____

____

SNACKS

____

____

____

WATER INTAKE

POWER MOVES

HEART HEALTH:

EXERCISE: ______________ TIME/DISTANCE: ______________

STRENGTH: WEIGHT: ______________ REPS: ______________

HOURS: ______________ QUALITY:

MOOD:

Other issues: ______________

____

____

Reflections on the day's skirmish:

____

____

____

DAY: ______________ DATE: ______________ WEIGHT: ______________

GOOD EATS

BREAKFAST

____

____

____

____

____

LUNCH

____

____

____

____

____

DINNER

____

____

____

____

____

SNACKS

____

____

____

WATER INTAKE

POWER MOVES

HEART HEALTH:

EXERCISE: ______________ TIME/DISTANCE: ______________

STRENGTH: WEIGHT: ______________ REPS: ______________

HOURS: ______________ QUALITY:

MOOD:

Other issues: ______________________________

____

____

Reflections on the day's skirmish:

____

____

____

DAY: ____________ DATE: ____________ WEIGHT: ____________

GOOD EATS

BREAKFAST

____

____

____

____

____

LUNCH

____

____

____

____

____

DINNER

____

____

____

____

____

SNACKS

____

____

____

WATER INTAKE

POWER MOVES

HEART HEALTH:

EXERCISE: ____________ TIME/DISTANCE: ____________

STRENGTH: WEIGHT: ____________ REPS: ____________

HOURS: ____________ QUALITY:

MOOD:

Other issues: _______________________

____

____

Reflections on the day's skirmish:

____

____

____

DAY: ____________ DATE: ____________ WEIGHT: ____________

GOOD EATS

BREAKFAST

LUNCH

DINNER

SNACKS

WATER INTAKE

POWER MOVES

HEART HEALTH:

EXERCISE: ____________ TIME/DISTANCE: ____________

STRENGTH: WEIGHT: ____________ REPS: ____________

HOURS: ____________ QUALITY: ☺ ☹ 😐

MOOD: ☺ ☹ 😐

Other issues: ____________

Reflections on the day's skirmish:

DAY: ____________ DATE: ____________ WEIGHT: ____________

GOOD EATS

BREAKFAST

___
___
___
___
___

LUNCH

___
___
___
___
___

DINNER

___
___
___
___
___

SNACKS

___
___
___

WATER INTAKE

POWER MOVES

HEART HEALTH:

EXERCISE: ____________ TIME/DISTANCE: ____________

STRENGTH: WEIGHT: ____________ REPS: ____________

HOURS: ____________ QUALITY:

MOOD:

Other issues: ____________
___
___

Reflections on the day's skirmish:

___
___
___

DAY: ____________ DATE: ____________ WEIGHT: ____________

GOOD EATS

BREAKFAST

LUNCH

DINNER

SNACKS

WATER INTAKE

POWER MOVES

HEART HEALTH:

EXERCISE: ____________ TIME/DISTANCE: ____________

STRENGTH: WEIGHT: ____________ REPS: ____________

HOURS: ____________ QUALITY:

MOOD:

Other issues: ____________

Reflections on the day's skirmish:

DAY: ____________ DATE: ____________ WEIGHT: ____________

GOOD EATS

BREAKFAST

LUNCH

DINNER

SNACKS

WATER INTAKE

POWER MOVES

HEART HEALTH:

EXERCISE: ____________ TIME/DISTANCE: ____________

STRENGTH: WEIGHT: ____________ REPS: ____________

HOURS: ____________ QUALITY:

MOOD:

Other issues: ____________

Reflections on the day's skirmish:

DAY: ____________ DATE: ____________ WEIGHT: ____________

GOOD EATS

BREAKFAST

LUNCH

DINNER

SNACKS

WATER INTAKE

POWER MOVES

HEART HEALTH:

EXERCISE: ____________ TIME/DISTANCE: ____________

STRENGTH: WEIGHT: ____________ REPS: ____________

HOURS: ____________ QUALITY:

MOOD:

Other issues: ____________

Reflections on the day's skirmish:

DAY: ____________ DATE: ____________ WEIGHT: ____________

GOOD EATS

BREAKFAST

____

____

____

____

____

LUNCH

____

____

____

____

____

DINNER

____

____

____

____

____

SNACKS

____

____

____

WATER INTAKE

POWER MOVES

HEART HEALTH:

EXERCISE: ____________ TIME/DISTANCE: ____________

STRENGTH: WEIGHT: ____________ REPS: ____________

HOURS: ____________ QUALITY:

MOOD:

Other issues: ____________________

____

____

Reflections on the day's skirmish:

____

____

____

DAY: ____________ DATE: ____________ WEIGHT: ____________

GOOD EATS

BREAKFAST

LUNCH

DINNER

SNACKS

WATER INTAKE

POWER MOVES

HEART HEALTH:

EXERCISE: ____________ TIME/DISTANCE: ____________

STRENGTH: WEIGHT: ____________ REPS: ____________

HOURS: ____________ QUALITY: ☺ ☹ 😐

MOOD: ☺ ☹ 😐

Other issues: ____________

Reflections on the day's skirmish:

DAY: ____________ DATE: ____________ WEIGHT: ____________

GOOD EATS

BREAKFAST

____
____
____
____
____

LUNCH

____
____
____
____
____

DINNER

____
____
____
____
____

SNACKS

____
____
____

WATER INTAKE

POWER MOVES

HEART HEALTH:

EXERCISE: ____________ TIME/DISTANCE: ____________

STRENGTH: WEIGHT: ____________ REPS: ____________

HOURS: ____________ QUALITY: ☺ ☹ 😐

MOOD: ☺ ☹ 😐

Other issues: ______________________________
____
____

Reflections on the day's skirmish:

____
____
____

DAY: ______ DATE: ______ WEIGHT: ______

GOOD EATS

BREAKFAST

LUNCH

DINNER

SNACKS

WATER INTAKE

POWER MOVES

HEART HEALTH:

EXERCISE: ______ TIME/DISTANCE: ______

STRENGTH: WEIGHT: ______ REPS: ______

HOURS: ______ QUALITY:

MOOD:

Other issues: ______

Reflections on the day's skirmish:

DAY: ______ DATE: ______ WEIGHT: ______

GOOD EATS

BREAKFAST

LUNCH

DINNER

SNACKS

WATER INTAKE

POWER MOVES

HEART HEALTH:

EXERCISE: ______ TIME/DISTANCE: ______

STRENGTH: WEIGHT: ______ REPS: ______

HOURS: ______ QUALITY: ☺ ☹ 😐

MOOD: ☺ ☹ 😐

Other issues: ______

Reflections on the day's skirmish:

DAY: ____________ DATE: ____________ WEIGHT: ____________

GOOD EATS

BREAKFAST

LUNCH

DINNER

SNACKS

WATER INTAKE

POWER MOVES

HEART HEALTH:

EXERCISE: ____________ TIME/DISTANCE: ____________

STRENGTH: WEIGHT: ____________ REPS: ____________

HOURS: ____________ QUALITY: ☺ ☹ 😐

MOOD: ☺ ☹ 😐

Other issues: ____________

Reflections on the day's skirmish:

DAY: ______________ DATE: ______________ WEIGHT: ______________

GOOD EATS

BREAKFAST

____
____
____
____
____

LUNCH

____
____
____
____
____

DINNER

____
____
____
____
____

SNACKS

____
____
____

WATER INTAKE

POWER MOVES

HEART HEALTH:

EXERCISE: ______________ TIME/DISTANCE: ______________

STRENGTH: WEIGHT: ______________ REPS: ______________

HOURS: ______________ QUALITY: ☺ ☹ 😐

MOOD: ☺ ☹ 😐

Other issues: ______________________________
____
____

Reflections on the day's skirmish:

____
____
____

DAY: ____________ DATE: ____________ WEIGHT: ____________

GOOD EATS

BREAKFAST

LUNCH

DINNER

SNACKS

WATER INTAKE

POWER MOVES

HEART HEALTH:

EXERCISE: ____________ TIME/DISTANCE: ____________

STRENGTH: WEIGHT: ____________ REPS: ____________

HOURS: ____________ QUALITY: ☺ ☹ 😐

MOOD: ☺ ☹ 😐

Other issues: ____________

Reflections on the day's skirmish:

DAY: ____________ DATE: ____________ WEIGHT: ____________

GOOD EATS

BREAKFAST

LUNCH

DINNER

SNACKS

WATER INTAKE

POWER MOVES

HEART HEALTH:

EXERCISE: ____________ TIME/DISTANCE: ____________

STRENGTH: WEIGHT: ____________ REPS: ____________

HOURS: ____________ QUALITY:

MOOD:

Other issues: ____________

Reflections on the day's skirmish:

DAY: ____________ DATE: ____________ WEIGHT: ____________

GOOD EATS

BREAKFAST

____

____

____

____

____

LUNCH

____

____

____

____

____

DINNER

____

____

____

____

____

SNACKS

____

____

____

WATER INTAKE

POWER MOVES

HEART HEALTH:

EXERCISE: ____________ TIME/DISTANCE: ____________

STRENGTH: WEIGHT: ____________ REPS: ____________

HOURS: ____________ QUALITY:

MOOD:

Other issues: ______________________________

____

____

Reflections on the day's skirmish:

____

____

____

DAY: ________ DATE: ________ WEIGHT: ________

GOOD EATS

BREAKFAST

____
____
____
____
____

LUNCH

____
____
____
____
____

DINNER

____
____
____
____
____

SNACKS

____
____
____

WATER INTAKE

POWER MOVES

HEART HEALTH:

EXERCISE: ________ TIME/DISTANCE: ________

STRENGTH: WEIGHT: ________ REPS: ________

HOURS: ________ QUALITY:

MOOD:

Other issues: ______________________
____
____

Reflections on the day's skirmish:

____
____
____

DAY: ______________ DATE: ______________ WEIGHT: ______________

GOOD EATS

BREAKFAST

LUNCH

DINNER

SNACKS

WATER INTAKE

POWER MOVES

HEART HEALTH:

EXERCISE: ______________ TIME/DISTANCE: ______________

STRENGTH: WEIGHT: ______________ REPS: ______________

HOURS: ______________ QUALITY:

MOOD:

Other issues: ______________

Reflections on the day's skirmish:

DAY: ______________ DATE: ______________ WEIGHT: ______________

GOOD EATS

BREAKFAST

____
____
____
____
____

LUNCH

____
____
____
____
____

DINNER

____
____
____
____
____

SNACKS

____
____
____

WATER INTAKE

POWER MOVES

HEART HEALTH:

EXERCISE: ______________ TIME/DISTANCE: ______________

STRENGTH: WEIGHT: ______________ REPS: ______________

HOURS: ______________ QUALITY:

MOOD:

Other issues: ______________________________
____
____

Reflections on the day's skirmish:

____
____
____

DAY: ____________ DATE: ____________ WEIGHT: ____________

GOOD EATS

BREAKFAST

LUNCH

DINNER

SNACKS

WATER INTAKE

POWER MOVES

HEART HEALTH:

EXERCISE: ____________ TIME/DISTANCE: ____________

STRENGTH: WEIGHT: ____________ REPS: ____________

HOURS: ____________ QUALITY:

MOOD:

Other issues: ____________

Reflections on the day's skirmish:

DAY: ____________ DATE: ____________ WEIGHT: ____________

GOOD EATS

BREAKFAST

LUNCH

DINNER

SNACKS

WATER INTAKE

POWER MOVES

HEART HEALTH:

EXERCISE: ____________ TIME/DISTANCE: ____________

STRENGTH: WEIGHT: ____________ REPS: ____________

HOURS: ____________ QUALITY:

MOOD:

Other issues: ____________

Reflections on the day's skirmish:

DAY: ____________ DATE: ____________ WEIGHT: ____________

GOOD EATS

BREAKFAST

LUNCH

DINNER

SNACKS

WATER INTAKE

POWER MOVES

HEART HEALTH:

EXERCISE: ____________ TIME/DISTANCE: ____________

STRENGTH: WEIGHT: ____________ REPS: ____________

HOURS: ____________ QUALITY: ☺ ☹ 😐

MOOD: ☺ ☹ 😐

Other issues: ____________

Reflections on the day's skirmish:

DAY: ________ DATE: ________ WEIGHT: ________

GOOD EATS

BREAKFAST

____
____
____
____
____

LUNCH

____
____
____
____
____

DINNER

____
____
____
____
____

SNACKS

____
____
____

WATER INTAKE

POWER MOVES

HEART HEALTH:

EXERCISE: ________ TIME/DISTANCE: ________

STRENGTH: WEIGHT: ________ REPS: ________

HOURS: ________ QUALITY:

MOOD:

Other issues: ________
____
____

Reflections on the day's skirmish:

____
____
____

DAY: ____________ DATE: ____________ WEIGHT: ____________

GOOD EATS

BREAKFAST

LUNCH

DINNER

SNACKS

WATER INTAKE

POWER MOVES

HEART HEALTH:

EXERCISE: ____________ TIME/DISTANCE: ____________

STRENGTH: WEIGHT: ____________ REPS: ____________

HOURS: ____________ QUALITY:

MOOD:

Other issues: ____________

Reflections on the day's skirmish:

DAY: ______________ DATE: ______________ WEIGHT: ______________

GOOD EATS

BREAKFAST

____
____
____
____
____

LUNCH

____
____
____
____
____

DINNER

____
____
____
____
____

SNACKS

____
____
____

WATER INTAKE

POWER MOVES

HEART HEALTH:

EXERCISE: ______________ TIME/DISTANCE: ______________

STRENGTH: WEIGHT: ______________ REPS: ______________

HOURS: ______________ QUALITY:

MOOD:

Other issues: ______________________________
____
____

Reflections on the day's skirmish:

____
____
____

DAY: ____________ DATE: ____________ WEIGHT: ____________

GOOD EATS

BREAKFAST

LUNCH

DINNER

SNACKS

WATER INTAKE

POWER MOVES

HEART HEALTH:

EXERCISE: ____________ TIME/DISTANCE: ____________

STRENGTH: WEIGHT: ____________ REPS: ____________

HOURS: ____________ QUALITY:

MOOD:

Other issues: ____________

Reflections on the day's skirmish:

DAY: ____________ DATE: ____________ WEIGHT: ____________

GOOD EATS

BREAKFAST

LUNCH

DINNER

SNACKS

WATER INTAKE

POWER MOVES

HEART HEALTH:

EXERCISE: ____________ TIME/DISTANCE: ____________

STRENGTH: WEIGHT: ____________ REPS: ____________

HOURS: ____________ QUALITY:

MOOD:

Other issues: ____________

Reflections on the day's skirmish:

DAY: ____________ DATE: ____________ WEIGHT: ____________

GOOD EATS

BREAKFAST

LUNCH

DINNER

SNACKS

WATER INTAKE

POWER MOVES

HEART HEALTH:

EXERCISE: ____________ TIME/DISTANCE: ____________

STRENGTH: WEIGHT: ____________ REPS: ____________

HOURS: ____________ QUALITY:

MOOD:

Other issues: ____________

Reflections on the day's skirmish:

DAY: ____________ DATE: ____________ WEIGHT: ____________

GOOD EATS

BREAKFAST

____
____
____
____
____

LUNCH

____
____
____
____
____

DINNER

____
____
____
____
____

SNACKS

____
____
____

WATER INTAKE

POWER MOVES

HEART HEALTH:

EXERCISE: ____________ TIME/DISTANCE: ____________

STRENGTH: WEIGHT: ____________ REPS: ____________

HOURS: ____________ QUALITY: ☺ ☹ 😐

MOOD: ☺ ☹ 😐

Other issues: ____________________
____
____

Reflections on the day's skirmish:

____
____
____

DAY: ____________ DATE: ____________ WEIGHT: ____________

GOOD EATS

BREAKFAST

LUNCH

DINNER

SNACKS

WATER INTAKE

POWER MOVES

HEART HEALTH:

EXERCISE: ____________ TIME/DISTANCE: ____________

STRENGTH: WEIGHT: ____________ REPS: ____________

HOURS: ____________ QUALITY: ☺ ☹ 😐

MOOD: ☺ ☹ 😐

Other issues: ____________

Reflections on the day's skirmish:

DAY: ____________ DATE: ____________ WEIGHT: ____________

GOOD EATS

BREAKFAST

LUNCH

DINNER

SNACKS

WATER INTAKE

POWER MOVES

HEART HEALTH:

EXERCISE: ____________ TIME/DISTANCE: ____________

STRENGTH: WEIGHT: ____________ REPS: ____________

HOURS: ____________ QUALITY: ☺ ☹ 😐

MOOD: ☺ ☹ 😐

Other issues: ____________

Reflections on the day's skirmish:

DAY: ____________ DATE: ____________ WEIGHT: ____________

GOOD EATS

BREAKFAST

LUNCH

DINNER

SNACKS

WATER INTAKE

POWER MOVES

HEART HEALTH:

EXERCISE: ____________ TIME/DISTANCE: ____________

STRENGTH: WEIGHT: ____________ REPS: ____________

HOURS: ____________ QUALITY:

MOOD:

Other issues:

Reflections on the day's skirmish:

DAY: ______ DATE: ______ WEIGHT: ______

GOOD EATS

BREAKFAST

______
______
______
______
______

LUNCH

______
______
______
______
______

DINNER

______
______
______
______
______

SNACKS

______
______
______

WATER INTAKE

POWER MOVES

HEART HEALTH:

EXERCISE: ______ TIME/DISTANCE: ______

STRENGTH: WEIGHT: ______ REPS: ______

HOURS: ______ QUALITY: ☺ ☹ 😐

MOOD: ☺ ☹ 😐

Other issues: ______

______
______

Reflections on the day's skirmish:

______
______
______

DAY: ____________ DATE: ____________ WEIGHT: ____________

GOOD EATS

BREAKFAST

LUNCH

DINNER

SNACKS

WATER INTAKE

POWER MOVES

HEART HEALTH:

EXERCISE: ____________ TIME/DISTANCE: ____________

STRENGTH: WEIGHT: ____________ REPS: ____________

HOURS: ____________ QUALITY:

MOOD:

Other issues: ____________

Reflections on the day's skirmish:

DAY: ____________ DATE: ____________ WEIGHT: ____________

GOOD EATS

BREAKFAST

LUNCH

DINNER

SNACKS

WATER INTAKE

POWER MOVES

HEART HEALTH:

EXERCISE: ____________ TIME/DISTANCE: ____________

STRENGTH: WEIGHT: ____________ REPS: ____________

HOURS: ____________ QUALITY:

MOOD:

Other issues: ____________

Reflections on the day's skirmish:

DAY: ____________ DATE: ____________ WEIGHT: ____________

GOOD EATS

BREAKFAST

LUNCH

DINNER

SNACKS

WATER INTAKE

POWER MOVES

HEART HEALTH:

EXERCISE: ____________ TIME/DISTANCE: ____________

STRENGTH: WEIGHT: ____________ REPS: ____________

HOURS: ____________ QUALITY:

MOOD:

Other issues:

Reflections on the day's skirmish:

DAY: ____________ DATE: ____________ WEIGHT: ____________

GOOD EATS

BREAKFAST

____
____
____
____
____

LUNCH

____
____
____
____
____

DINNER

____
____
____
____
____

SNACKS

____
____
____

WATER INTAKE

POWER MOVES

HEART HEALTH:

EXERCISE: ____________ TIME/DISTANCE: ____________

STRENGTH: WEIGHT: ____________ REPS: ____________

HOURS: ____________ QUALITY:

MOOD:

Other issues: ____________________
____
____

Reflections on the day's skirmish:

____
____
____

DAY: ______ DATE: ______ WEIGHT: ______

GOOD EATS

BREAKFAST

______
______
______
______
______

LUNCH

______
______
______
______
______

DINNER

______
______
______
______
______

SNACKS

______
______
______

WATER INTAKE

POWER MOVES

HEART HEALTH:

EXERCISE: ______ TIME/DISTANCE: ______

STRENGTH: WEIGHT: ______ REPS: ______

HOURS: ______ QUALITY: ☺ ☹ 😐

MOOD: ☺ ☹ 😐

Other issues: ______

______

______

Reflections on the day's skirmish:

______
______
______

DAY: ____________ DATE: ____________ WEIGHT: ____________

GOOD EATS

BREAKFAST

LUNCH

DINNER

SNACKS

WATER INTAKE

POWER MOVES

HEART HEALTH:

EXERCISE: ____________ TIME/DISTANCE: ____________

STRENGTH: WEIGHT: ____________ REPS: ____________

HOURS: ____________ QUALITY:

MOOD:

Other issues: ____________

Reflections on the day's skirmish:

DAY: ____________ DATE: ____________ WEIGHT: ____________

GOOD EATS

BREAKFAST

LUNCH

DINNER

SNACKS

WATER INTAKE

POWER MOVES

HEART HEALTH:

EXERCISE: ____________ TIME/DISTANCE: ____________

STRENGTH: WEIGHT: ____________ REPS: ____________

HOURS: ____________ QUALITY:

MOOD:

Other issues: ____________

Reflections on the day's skirmish:

DAY: ______________ DATE: ______________ WEIGHT: ______________

GOOD EATS

BREAKFAST

____
____
____
____
____

LUNCH

____
____
____
____
____

DINNER

____
____
____
____
____

SNACKS

____
____
____

WATER INTAKE

POWER MOVES

HEART HEALTH:

EXERCISE: ______________ TIME/DISTANCE: ______________

STRENGTH: WEIGHT: ______________ REPS: ______________

HOURS: ______________ QUALITY:

MOOD:

Other issues: ______________________________
____
____

Reflections on the day's skirmish:

____
____
____

DAY: ______ DATE: ______ WEIGHT: ______

GOOD EATS

BREAKFAST

______
______
______
______
______

LUNCH

______
______
______
______
______

DINNER

______
______
______
______
______

SNACKS

______
______
______

WATER INTAKE

POWER MOVES

HEART HEALTH:

EXERCISE: ______ TIME/DISTANCE: ______

STRENGTH: WEIGHT: ______ REPS: ______

HOURS: ______ QUALITY:

MOOD:

Other issues: ______
______
______

Reflections on the day's skirmish:

______
______
______

DAY: ____________ DATE: ____________ WEIGHT: ____________

GOOD EATS

BREAKFAST

____
____
____
____
____

LUNCH

____
____
____
____
____

DINNER

____
____
____
____
____

SNACKS

____
____
____

WATER INTAKE

POWER MOVES

HEART HEALTH:

EXERCISE: ____________ TIME/DISTANCE: ____________

STRENGTH: WEIGHT: ____________ REPS: ____________

HOURS: ____________ QUALITY: ☺ ☹ 😐

MOOD: ☺ ☹ 😐

Other issues: _____________________

____

____

Reflections on the day's skirmish:

____

____

____

DAY: ______ DATE: ______ WEIGHT: ______

GOOD EATS

BREAKFAST

LUNCH

DINNER

SNACKS

WATER INTAKE

POWER MOVES

HEART HEALTH:

EXERCISE: ______ TIME/DISTANCE: ______

STRENGTH: WEIGHT: ______ REPS: ______

HOURS: ______ QUALITY:

MOOD:

Other issues: ______

Reflections on the day's skirmish:

DAY: ____________ DATE: ____________ WEIGHT: ____________

GOOD EATS

BREAKFAST

LUNCH

DINNER

SNACKS

WATER INTAKE

POWER MOVES

HEART HEALTH:

EXERCISE: ____________ TIME/DISTANCE: ____________

STRENGTH: WEIGHT: ____________ REPS: ____________

HOURS: ____________ QUALITY:

MOOD:

Other issues: ____________

Reflections on the day's skirmish:

DAY: ______ DATE: ______ WEIGHT: ______

GOOD EATS

BREAKFAST

LUNCH

DINNER

SNACKS

WATER INTAKE

POWER MOVES

HEART HEALTH:

EXERCISE: ______ TIME/DISTANCE: ______

STRENGTH: WEIGHT: ______ REPS: ______

HOURS: ______ QUALITY:

MOOD:

Other issues: ______

Reflections on the day's skirmish:

DAY: ________ DATE: ________ WEIGHT: ________

GOOD EATS

BREAKFAST

____

____

____

____

____

LUNCH

____

____

____

____

____

DINNER

____

____

____

____

____

SNACKS

____

____

____

WATER INTAKE

POWER MOVES

HEART HEALTH:

EXERCISE: ________ TIME/DISTANCE: ________

STRENGTH: WEIGHT: ________ REPS: ________

HOURS: ________ QUALITY:

MOOD:

Other issues: ________

____

____

Reflections on the day's skirmish:

____

____

____

DAY: ____________ DATE: ____________ WEIGHT: ____________

GOOD EATS

BREAKFAST

LUNCH

DINNER

SNACKS

WATER INTAKE

POWER MOVES

HEART HEALTH:

EXERCISE: ____________ TIME/DISTANCE: ____________

STRENGTH: WEIGHT: ____________ REPS: ____________

HOURS: ____________ QUALITY: ☺ ☹ 😐

MOOD: ☺ ☹ 😐

Other issues: ____________

Reflections on the day's skirmish:

DAY: ____________ DATE: ____________ WEIGHT: ____________

GOOD EATS

BREAKFAST

LUNCH

DINNER

SNACKS

WATER INTAKE

POWER MOVES

HEART HEALTH:

EXERCISE: ____________ TIME/DISTANCE: ____________

STRENGTH: WEIGHT: ____________ REPS: ____________

HOURS: ____________ QUALITY:

MOOD:

Other issues: ____________

Reflections on the day's skirmish:

DAY: ____________ DATE: ____________ WEIGHT: ____________

GOOD EATS

BREAKFAST

LUNCH

DINNER

SNACKS

WATER INTAKE

POWER MOVES

HEART HEALTH:

EXERCISE: ____________ TIME/DISTANCE: ____________

STRENGTH: WEIGHT: ____________ REPS: ____________

HOURS: ____________ QUALITY:

MOOD:

Other issues: ____________

Reflections on the day's skirmish:

DAY: ______ DATE: ______ WEIGHT: ______

GOOD EATS

BREAKFAST

LUNCH

DINNER

SNACKS

WATER INTAKE

POWER MOVES

HEART HEALTH:

EXERCISE: ______ TIME/DISTANCE: ______

STRENGTH: WEIGHT: ______ REPS: ______

HOURS: ______ QUALITY:

MOOD:

Other issues:

Reflections on the day's skirmish:

DAY: ____________ DATE: ____________ WEIGHT: ____________

GOOD EATS

BREAKFAST

____
____
____
____
____

LUNCH

____
____
____
____
____

DINNER

____
____
____
____
____

SNACKS

____
____
____

WATER INTAKE

POWER MOVES

HEART HEALTH:

EXERCISE: ____________ TIME/DISTANCE: ____________

STRENGTH: WEIGHT: ____________ REPS: ____________

HOURS: ____________ QUALITY: ☺ ☹ 😐

MOOD: ☺ ☹ 😐

Other issues: ______________________

____
____

Reflections on the day's skirmish:

____
____
____

DAY: ______________ DATE: ______________ WEIGHT: ______________

GOOD EATS

BREAKFAST

____
____
____
____
____

LUNCH

____
____
____
____
____

DINNER

____
____
____
____
____

SNACKS

____
____
____

WATER INTAKE

POWER MOVES

HEART HEALTH:

EXERCISE: ______________ TIME/DISTANCE: ______________

STRENGTH: WEIGHT: ______________ REPS: ______________

HOURS: ______________ QUALITY:

MOOD:

Other issues: ______________________________

____

____

Reflections on the day's skirmish:

____

____

____

DAY: ____________ DATE: ____________ WEIGHT: ____________

GOOD EATS

BREAKFAST

LUNCH

DINNER

SNACKS

WATER INTAKE

POWER MOVES

HEART HEALTH:

EXERCISE: ____________ TIME/DISTANCE: ____________

STRENGTH: WEIGHT: ____________ REPS: ____________

HOURS: ____________ QUALITY:

MOOD:

Other issues: ____________

Reflections on the day's skirmish:

DAY: ______________ DATE: ______________ WEIGHT: ______________

GOOD EATS

BREAKFAST

____
____
____
____
____

LUNCH

____
____
____
____
____

DINNER

____
____
____
____
____

SNACKS

____
____
____

WATER INTAKE

POWER MOVES

HEART HEALTH:

EXERCISE: ______________ TIME/DISTANCE: ______________

STRENGTH: WEIGHT: ______________ REPS: ______________

HOURS: ______________ QUALITY: ☺ ☹ 😐

MOOD: ☺ ☹ 😐

Other issues: ______________________________
____
____

Reflections on the day's skirmish:

____
____
____

DAY: ____________ DATE: ____________ WEIGHT: ____________

GOOD EATS

BREAKFAST

LUNCH

DINNER

SNACKS

WATER INTAKE

POWER MOVES

HEART HEALTH:

EXERCISE: ____________ TIME/DISTANCE: ____________

STRENGTH: WEIGHT: ____________ REPS: ____________

HOURS: ____________ QUALITY:

MOOD:

Other issues: ____________

Reflections on the day's skirmish:

DAY: ______________ DATE: ______________ WEIGHT: ______________

GOOD EATS

BREAKFAST

____
____
____
____
____

LUNCH

____
____
____
____
____

DINNER

____
____
____
____
____

SNACKS

____
____
____

WATER INTAKE

POWER MOVES

HEART HEALTH:

EXERCISE: ______________ TIME/DISTANCE: ______________

STRENGTH: WEIGHT: ______________ REPS: ______________

HOURS: ______________ QUALITY:

MOOD:

Other issues: ______________________________
____
____

Reflections on the day's skirmish:

____
____
____

DAY: ______________ DATE: ______________ WEIGHT: ______________

GOOD EATS

BREAKFAST

LUNCH

DINNER

SNACKS

WATER INTAKE

POWER MOVES

HEART HEALTH:

EXERCISE: ______________ TIME/DISTANCE: ______________

STRENGTH: WEIGHT: ______________ REPS: ______________

HOURS: ______________ QUALITY:

MOOD:

Other issues: ______________

Reflections on the day's skirmish:

DAY: ____________ DATE: ____________ WEIGHT: ____________

GOOD EATS

BREAKFAST

LUNCH

DINNER

SNACKS

WATER INTAKE

POWER MOVES

HEART HEALTH:

EXERCISE: ____________ TIME/DISTANCE: ____________

STRENGTH: WEIGHT: ____________ REPS: ____________

HOURS: ____________ QUALITY:

MOOD:

Other issues: ____________

Reflections on the day's skirmish:

DAY: ____________ DATE: ____________ WEIGHT: ____________

GOOD EATS

BREAKFAST

LUNCH

DINNER

SNACKS

WATER INTAKE

POWER MOVES

HEART HEALTH:

EXERCISE: ____________ TIME/DISTANCE: ____________

STRENGTH: WEIGHT: ____________ REPS: ____________

HOURS: ____________ QUALITY: ☺ ☹ 😐

MOOD: ☺ ☹ 😐

Other issues: ____________

Reflections on the day's skirmish:

DAY: ____________ DATE: ____________ WEIGHT: ____________

GOOD EATS

BREAKFAST

LUNCH

DINNER

SNACKS

WATER INTAKE

POWER MOVES

HEART HEALTH:

EXERCISE: ____________ TIME/DISTANCE: ____________

STRENGTH: WEIGHT: ____________ REPS: ____________

HOURS: ____________ QUALITY:

MOOD:

Other issues: ____________

Reflections on the day's skirmish:

DAY: ____________ DATE: ____________ WEIGHT: ____________

GOOD EATS

BREAKFAST

LUNCH

DINNER

SNACKS

WATER INTAKE

POWER MOVES

HEART HEALTH:

EXERCISE: ____________ TIME/DISTANCE: ____________

STRENGTH: WEIGHT: ____________ REPS: ____________

HOURS: ____________ QUALITY:

MOOD:

Other issues: ____________

Reflections on the day's skirmish:

DAY: __________ DATE: __________ WEIGHT: __________

GOOD EATS

BREAKFAST

LUNCH

DINNER

SNACKS

WATER INTAKE

POWER MOVES

HEART HEALTH:

EXERCISE: __________ TIME/DISTANCE: __________

STRENGTH: WEIGHT: __________ REPS: __________

HOURS: __________ QUALITY:

MOOD:

Other issues:

Reflections on the day's skirmish:

DAY: ____________ DATE: ____________ WEIGHT: ____________

GOOD EATS

BREAKFAST

LUNCH

DINNER

SNACKS

WATER INTAKE

POWER MOVES

HEART HEALTH:

EXERCISE: ____________ TIME/DISTANCE: ____________

STRENGTH: WEIGHT: ____________ REPS: ____________

HOURS: ____________ QUALITY:

MOOD:

Other issues: ____________

Reflections on the day's skirmish:

DAY: ______________ DATE: ______________ WEIGHT: ______________

GOOD EATS

BREAKFAST

LUNCH

DINNER

SNACKS

WATER INTAKE

POWER MOVES

HEART HEALTH:

EXERCISE: ______________ TIME/DISTANCE: ______________

STRENGTH: WEIGHT: ______________ REPS: ______________

HOURS: ______________ QUALITY:

MOOD:

Other issues: ______________

Reflections on the day's skirmish:

DAY: ______ DATE: ______ WEIGHT: ______

GOOD EATS

BREAKFAST

LUNCH

DINNER

SNACKS

WATER INTAKE

POWER MOVES

HEART HEALTH:

EXERCISE: ______ TIME/DISTANCE: ______

STRENGTH: WEIGHT: ______ REPS: ______

HOURS: ______ QUALITY: ☺ ☹ 😐

MOOD: ☺ ☹ 😐

Other issues: ______

Reflections on the day's skirmish:

DAY: ____________ DATE: ____________ WEIGHT: ____________

GOOD EATS

BREAKFAST

____

____

____

____

____

LUNCH

____

____

____

____

____

DINNER

____

____

____

____

____

SNACKS

____

____

____

WATER INTAKE

POWER MOVES

HEART HEALTH:

EXERCISE: ____________ TIME/DISTANCE: ____________

STRENGTH: WEIGHT: ____________ REPS: ____________

HOURS: ____________ QUALITY:

MOOD:

Other issues: ____________________

____

____

Reflections on the day's skirmish:

____

____

____

DAY: ____________ DATE: ____________ WEIGHT: ____________

GOOD EATS

BREAKFAST

LUNCH

DINNER

SNACKS

WATER INTAKE

POWER MOVES

HEART HEALTH:

EXERCISE: ____________ TIME/DISTANCE: ____________

STRENGTH: WEIGHT: ____________ REPS: ____________

HOURS: ____________ QUALITY: ☺ ☹ 😐

MOOD: ☺ ☹ 😐

Other issues: ____________

Reflections on the day's skirmish:

DAY: ____________ DATE: ____________ WEIGHT: ____________

GOOD EATS

BREAKFAST

LUNCH

DINNER

SNACKS

WATER INTAKE

POWER MOVES

HEART HEALTH:

EXERCISE: ____________ TIME/DISTANCE: ____________

STRENGTH: WEIGHT: ____________ REPS: ____________

HOURS: ____________ QUALITY: ☺ ☹ 😐

MOOD: ☺ ☹ 😐

Other issues: ____________

Reflections on the day's skirmish:

DAY: ____________ DATE: ____________ WEIGHT: ____________

GOOD EATS

BREAKFAST

____
____
____
____
____

LUNCH

____
____
____
____
____

DINNER

____
____
____
____
____

SNACKS

____
____
____

WATER INTAKE

POWER MOVES

HEART HEALTH:

EXERCISE: ____________ TIME/DISTANCE: ____________

STRENGTH: WEIGHT: ____________ REPS: ____________

HOURS: ____________ QUALITY: ☺ ☹ 😐

MOOD: ☺ ☹ 😐

Other issues: ____________________
____
____

Reflections on the day's skirmish:

____
____
____

DAY: ____________ DATE: ____________ WEIGHT: ____________

GOOD EATS

BREAKFAST

____
____
____
____
____

LUNCH

____
____
____
____
____

DINNER

____
____
____
____
____

SNACKS

____
____
____

WATER INTAKE

POWER MOVES

HEART HEALTH:

EXERCISE: ____________ TIME/DISTANCE: ____________

STRENGTH: WEIGHT: ____________ REPS: ____________

HOURS: ____________ QUALITY: ☺ ☹ 😐

MOOD: ☺ ☹ 😐

Other issues: ______________________
____
____

Reflections on the day's skirmish:

____
____
____

END OF CAMPAIGN MEASUREMENTS

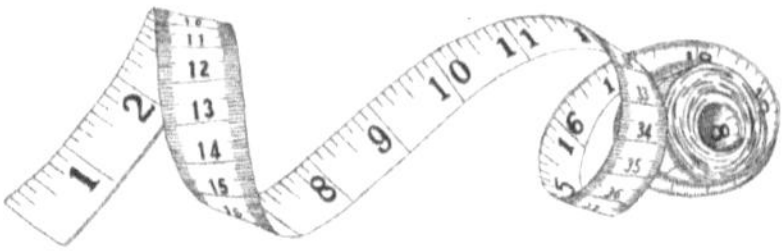

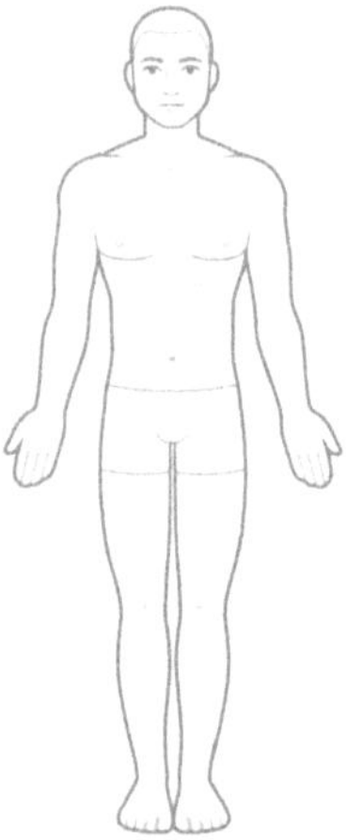

________	CHEST	________
________	WAIST	________
________	HIPS	________
________	THIGHS	________

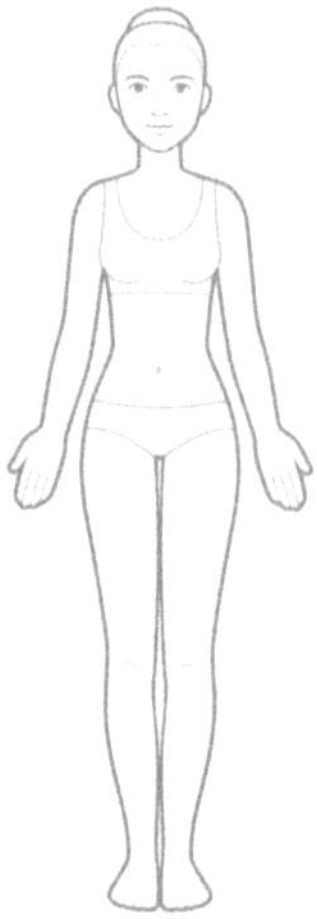

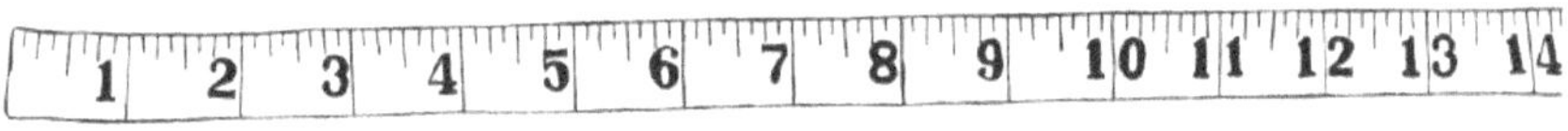

STARTING WEIGHT

GOAL WEIGHT

CURRENT WEIGHT

REASSESSING THE BATTLE LINES

Celebrating My Great Victories!

Happy For My Small Wins!

What goals will I conquer next?

Thoughts on the future and maintaining balance in life...

Puzzle Books by Dianna Dann

Word Puzzles: Wildlife
Wordsearch: Music
Wordsearch: USA
150 Daily Crosswords: Volume 1
Fifty-Five F#cking Crossword Puzzles

Planners & Journals by Dianna Dann

Goal Warrior Daily Planner & Journal
The Cat Lover's Goal Warrior Daily Planner & Journal
The Goal Warrior's Weight Loss Journal

Fiction by Dianna Dann
Camelia
Always Magnolia
Bury Me

Romantic Comedy by Dianna Dann
Bookish Meets Boy
Pari and the Ghost Whisperer

Fantasy by Dana Trantham
The Kell Stone Prophecy: Complete Trilogy

Paranormal Humor by D.D. Charles
Zombie Revolution

Children's Fiction by Dana Trantham
Wayward Cat Finds a Home
Wayward Cat Saves the Day
Zombie Cats
Franken Lizard

For more, visit
waywardcatpublishing.com
waywardcat.com

or
diannadann.com

Made in United States
Cleveland, OH
04 November 2026

47642854R00113